DE LA

DILATATION DU COEUR DROIT

D'ORIGINE GASTRIQUE

PAR

Maurice, Henry-DESTUREAUX,
Docteur en médecine de la Faculté de Paris,
Ancien externe des hôpitaux de Paris,
(Médaille de bronze de l'Assistance publique).

PARIS
OCTAVE DOIN, LIBRAIRE-ÉDITEUR
8, PLACE DE L'ODÉON, 8

1879

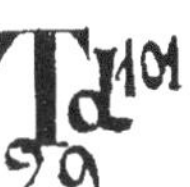

DE LA

DILATATION DU CŒUR DROIT

D'ORIGINE GASTRIQUE

DE LA

DILATATION DU COEUR DROIT

D'ORIGINE GASTRIQUE

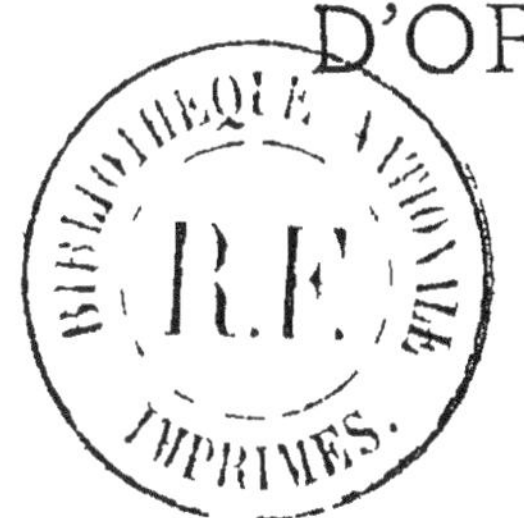

PAR

Maurice, Henry-DESTUREAUX,
Docteur en medecine de la Faculté de Paris,
Ancien externe des hôpitaux de Paris,
(Médaille de bronze de l'Assistance publique).

PARIS
OCTAVE DOIN, LIBRAIRE-EDITEUR
8, PLACE DE L'ODEON, 8

1879

DE LA

DILATATION CARDIAQUE DROITE

D'ORIGINE GASTRIQUE

INTRODUCTION

Dans la pathologie cardiaque semblent exister, au point de vue pathogénique, deux groupes morbides distincts : l'un qui embrasse toutes les maladies du cœur primitivement locales, avec tout leur cortége d'accidents viscéraux; l'autre, toutes les affections viscérales primitives avec leur suite d'altérations du côté des organes circulatoires. En considérant les éléments constitutifs de ces deux groupes, on trouve que leur opposition n'est qu'apparente, et qu'il existe entre eux une sorte de communion, de contact, d'alliance, fondée sur l'état de subordination qui régit et unit tous les organes et toutes les fonctions. C'est en vertu de cette solidarité dans la santé et dans la maladie qu'on voit, mutuellement et tour à tour, les effets et les causes se renverser et s'intervertir à chaque instant : tantôt, par exemple, le poumon joue vis-à-vis du cœur un rôle actif ou passif : tantôt, de même, le rein est le persécuté ou le persécuteur.

Laissant absolument de côté l'influence qu'exerce secondairement le cœur sur les divers organes, nous allons étudier le rôle pathologique que l'un de ces derniers, l'estomac, remplit vis-a-vis de lui C'est peut-être fouler un terrain encore mouvant, peu exploré et sans frontières précises. Du reste, pour nous y engager, il faut que nous nous sachions guidé par les idées que notre maître, M. Potain, professe chaque jour dans ses leçons de Necker, et soutenu par les conseils si affables de M. le professeur Brouardel.

Cette question appartient tout entière à la pathogénie des dilatations et hypertrophies cardiaques sans lésions valvulaires. La place que celles-ci occupent tend à s'élargir de plus en plus : Bright, Traube, Johnson, Graniger-Stewart, Potain, etc., ont contribué à l'étendre en montrant les relations qui unissent l'hypertrophie du ventricule gauche à la néphrite interstitielle ; Corvisart, Grisolles, Gouraud, Parrot, etc., en révélant la dilatation des cavités droites dans les affections pulmonaires.

Mais il existe encore d'autres organes capables de réagir sur le cœur par leurs désordres : le cerveau a une influence incontestable et peut être analogue (1) ; quant au foie, son mode de retentissement cardiaque, si bien étudié par M. Potain, est encore peu vulgarisé : aussi, comme il existe entre les troubles cardiaques d'origine hépatique et d'origine gastrique une grande similitude de symptômes et d'interprétation, nous commencerons par présenter l'exposition rapide des premiers, sans sor-

(1) Corvisart, Beau, Cl. Bernard, Peter, Potain.

tir pour cela, nous croyons, de l'histoire des seconds.

Il s'établit donc, en somme, contre le cœur, par la perversion des fonctions rénales, pulmonaires, hépatiques, etc., une lutte implacable, sourde, incessante, au point qu'il peut succomber à la peine et que sa fatigue devient quelquefois le premier indice de désordres éloignés. N'est-ce pas là ce qui fait du cœur l'un de ces organes privilégiés dont les renseignements, qui ne sont plus « des oracles, » pèsent toujours lourdement leur poids dans le pronostic? N'est-ce pas là encore ce qui peut le faire comparer à une sorte de manomètre, capable de révéler par ses variations le point précis où certains désordres viscéraux deviennent une menace pour l'économie entière?

INFLUENCE DES TROUBLES HÉPATIQUES SUR LE CŒUR

Cette opinion, qui fait des troubles du foie une cause de désordres cardiaques, est restée longtemps flottante au milieu de dissentiments et d'hésitations contradictoires : aujourd'hui, elle semble incontestablement fondée.

C'est Bouillaud qui a le premier étudié le ralentissement du pouls dans l'ictère; ce ralentissement s'accompagne de faiblesse dans la pulsation, ce qui semble contraire aux idées de M. Marey et favorable a celles que Lorrain a développées à ce propos sur la tension sanguine. Frerichs et Charcot, se fondant sur les expériences de Rohrig, Feltz, Ritter, Eckart, ont essayé d'interpréter ce fait par la présence dans le sang des acides biliaires et par leur action sur le myocarde ou le système nerveux qui commande le cœur.

Murchison a, de son côté, insisté sur la fréquence des palpitations dans les troubles hépatiques, mais en leur reconnaissant des causes diverses que nous apprécierons dans la suite.

D'autre part, Gangolphe a tenté d'établir une sorte de coexistence entre les intermittences et ce qu'il a décrit comme souffle d'insuffisance mitrale dans l'ictère.

Outre ces modifications fonctionnelles de nombre et de rhythme dans les pulsations, sur lesquelles nous n'insisterons pas ici davantage, les maladies hépatiques peuvent retentir sur les cavités cardiaques et y déterminer des phénomènes de dilatation avec hypertrophie. Mais le rôle que remplit le foie n'a pas été accepté sans hésitations.

Dutrouleau dit qu'il n'a jamais trouvé de lésions du cœur dans l'hépatite Bamberger, de son côté, croit qu'elles sont une complication très rare des cirrhoses

A l'encontre de ces deux opinions, Wagner a etabli une coincidence fréquente entre la sclérose hépatique et l'hypertrophie cardiaque. Mais les faits sur lesquels il fait porter le débat sont obscurs, puisqu'il s'agit de foies alcooliques. Il est donc difficile d'y faire la part qui revient à la sclérose rénale dans la production de cette hypertrophie. Le mécanisme en devient même plus complexe, si l'opinion de M. Charcot tend a se vérifier encore, il croit que, dans les cas de cirrhose, des lésions anatomiques identiques s'adressent à des organes différents, qu'il existe, en un mot, une sorte d'affection scléreuse généralisée. Dans un travail récent, M. Letulle, en admettant que l'hypertrophie secondaire du cœur se complique souvent d'une cirrhose interstitielle diffuse des parois, a apporté un fort appoint à l'hypothèse de M. Charcot, pour ce qui regarde le cœur. A ce point de vue, on pourrait donc se demander si les faits étudiés par Wagner ne comportent pas une explication plus générale que l'explication toute hépatique qu'il en présente. — Quant à Cruvelhier, il a bien signalé de gros cœurs dans les affections du foie; mais il n'est pas allé si loin que Becquerel et Hambursin, qui, admettant des affections cardiaques de cause hépatique, semblent avoir regardé comme primitif ce qui n'est, en réalité, que secondaire. Le premier, en effet, a confondu la cirrhose avec le foie muscade dont on peut voir, il est vrai, la parenté avec le cœur s'obscurcir quelquefois, si, fouillant et interrogeant le passé de ces deux organes, on se demande quel fut l'instigateur des accidents; le second a fondé son opinion sur des faits qui sont bien des exemples de désordres localisés au cœur droit, mais compliqués d'accidents hépatiques précoces et par instants prédominants.

En somme, les faits bien étudies sont récents : C'est Gangolphe, le premier (1), qui a décrit, dans le cours d'ictères de causes diverses, un souffle organique qu'il crut l'expression d'une insuffisance fonctionnelle et transitoire de la valvule mitrale, causée, selon lui, par une dilatation paralytique, d'ordre toxémique, du muscle cardiaque.

M. Fabvre (2) constata aussi ce souffle, mais il observa de plus que l'augmentation de volume du cœur coïncidait souvent avec l'existence d'un dédoublement systo-

---

1. Gangolphe. — Du bruit de souffle mitral dans l'ictère. (Th doct. Paris, 1875)

2. Fabvre. — Des phénomènes cardiaques dans l'ictère (*Gaz. des Hôp*, 1837)

lique à la pointe et d'un éclat particulier du deuxième bruit normal au niveau ou un peu au-dessous du mamelon.

M. Potain, à qui ces faits n'étaient pas étrangers, repoussa l'interprétation de Gangolphe et modifia l'opinion de Fabvre.

Comme le premier, il avait bien constaté dans l'ictère un souffle à la pointe, et comme le second une augmentation de volume du cœur, mais il pensa que le souffle systolique était dû, soit a une insuffisance tricuspidienne, soit aux battements du cœur contre une mince lamelle pulmonaire : il fonda son opinion sur la tonalité. le timbre, le siége, les variations et les modifications qu'imprimaient à ce souffle les mouvements respiratoires.

Ce n'est pas que l'insuffisance mitrale ne puisse se produire dans ces cas, mais, loin d'être la règle comme le voulait Gangolphe, elle en est l'exception, et son mécanisme differe en tous cas de celui qui était invoqué.

Quant à l'augmentation de volume du cœur, M. Potain, s'appuyant sur une foule de cas, pense qu'elle porte d'emblée sur les cavités droites et s'y limite, qu'elle est transitoire ou permanente comme l'affection hépatique, qu'elle consiste plus dans le fait d'une dilatation que d'une hypertrophie, et qu'elle est essentiellement d'ordre secondaire. Il existe, en un mot, une relation pathogénique entre les troubles hépatiques et les troubles cardiaques, troubles qui peuvent se modifier dans leurs manifestations individuelles, mais qui se développent toujours sous une de ces formes : palpitations ou ralentissement du pouls, intermittences ou dilatation droite du cœur.

Des Observations que nous possédons et de celles qui

ont déjà paru, ressortent généralement les signes suivants, qui suffisent à caractériser cette classe de dilatation, sur laquelle MM. Mahot, Strauss, Pitres, Rendu, ont déjà contribué à attirer l'attention.

Du côté du *cœur*, à la palpation, on observe une déviation de la pointe vers la gauche, une faiblesse du choc précordial, quelquefois l'adjonction d'un choc présystolique sourd, anormal, donnant à la main la sensation d'un rhythme de galop;

A la percussion se manifeste une augmentation de la matité portant sur les dimensions transversales du cœur;

A l'auscultation, on trouve une accentuation éclatante du bruit diastolique normal dans le deuxième espace intercostal à gauche du sternum Souvent on rencontre sous l'oreille ce qu'on avait déjà trouvé sous la main, c'est-à-dire un bruit de galop à predominance marquée vers l'épigastre. Dans les cas où la dilatation s'accompagne d'insuffisance tricuspidienne, on a tous ou une partie des signes qui caractérisent cette complication, selon son développement. Quelquefois, cependant, le souffle systolique a la pointe, doux, grave, à propagation si marquée vers l'extrémité sternale, qui contribue à révéler l'insuffisance de la valvule, est masqué par un souffle extra-cardiaque; ce souffle, d'origine pulmonaire, a bien ses caractères distincts, mais c'est sa mobilité qui aidera le plus à le reconnaître.

Si on interroge le pouls, on le trouve mou, petit, dépressible, filiforme, rarement inégal.

Du côté des *poumons*, on observe aussi des symptômes variables d'intensité; tantôt, c'est de l'oppression, de l'essoufflement, de l'angoisse, de l'anxiété, correspondant à une sensation de pesanteur épigastrique ; tantôt, c'est une véritable dyspnée continue ou paroxystique qui, dans certains cas, peut procéder par accès. Cependant le poumon reste indemne de toute lésion, comme l'ont dit Charcot, Ritter, Murchison, Witla, à des points de vue différents.

Du côté du *foie*, on peut trouver tous les symptômes de l'ictère et de l'affection catarrhale ou parenchymateuse qui le produit ; mais l'ictere n'intervient pas d'obligation dans ces troubles entre le cœur et le foie ; la dilatation des cavités droites, qui s'observe très souvent pendant l'ictère, peut précéder son apparition ; et ce qui prouve davantage l'indépendance de la dilatation cardiaque vis-à-vis de l'ictère, c'est sa production dans le cours de certaines affections où cette coloration morbide n'entre pas du tout en cause. Il existe, en effet, des congestions hépatiques transitoires, des gastralgies d'origine hépatique et des affections lithiasiques ou calculeuses, auxquelles l'ictère reste étranger, et qui n'en sont pas moins des causes puissantes de troubles cardiaques

C'est, en effet, surtout des affections aigues, peu durables, à caractères anatomiques légers et superficiels, qui semblent capables de retentir sur le cœur droit. Quant aux affections parenchymateuses, elles peuvent bien entraîner consécutivement les mêmes phénomènes, mais c'est surtout dans les cas où elles débutent brusquement, prennent une allure rapide ou évoluent par saccades.

Nous ne voulons pas insister davantage sur ces détails à propos du foie, nous les retrouverons à peu près identiques à propos de l'estomac, lorsque nous chercherons le lien commun qui groupe ces faits, et qui nous permettra de présenter en un seul faisceau des troubles en apparence si dissemblables.

En somme, si les maladies de cœur sont capables de retentir sur le foie, à côté du foie cardiaque il y a, nous osons le dire, le cœur hépatique, et son existence assise sur des faits rigoureux justifie peut-être cette remarque d'anciens observateurs, qui considéraient comme très curables certaines affections cardiaques à forme asystolique.

CHAPITRE I

DILATATION DES CAVITÉS DROITES DE CAUSE GASTRIQUE

I. — *Influence des troubles gastro-hépatiques sur le cœur.*

L'influence que les affections hépatiques, avant, pendant ou sans ictère, exercent sur le cœur, reste absolument identique quand on considère des affections mixtes, où le foie partage avec l'estomac sa part dans les troubles produits. Rien en cela qui puisse surprendre, tant semblent étroites les connexités de voisinage, de fonction, de circulation, d'innervation qui lient entre eux ces deux organes. C'est à ce propos que M. Potain a fait une communication récente (1), que MM. Gubler et Teissier appuyèrent de leur expérience personnelle.

Bientôt, poussant ces recherches plus avant, M. Potain put se convaincre que des troubles gastriques, non plus associés, mais libres de toute connivence avec le foie, pouvaient aussi réagir sur le cœur et y développer des phénomènes de dilatation, dont l'étude éclaira brusquement cette pathogénie, jusqu'alors restée obscure. (Voici deux faits succints de dilatation des cavités droites, qui peuvent servir de transition entre l'influence des

(1) 29 août 1878 — Société d'association française pour l'avancement des sciences — (De la pathogénie de quelques affections du cœur.)

troubles hépatiques et celle des troubles gastriques sur le cœur.)

(Dans le premier cas, le foie et l'estomac entrent successivement en cause ; dans le second, le rôle de l'estomac semble prépondérant.)

Obs. I. — Tadiat, couturière, âgée de 69 ans, entre le 14 mars 1879 dans le service de M. Potain, salle Sainte-Adelaïde, n° 2.

Il y a deux ans, au mois d'avril, elle fut obligée de garder seule une maison et en eprouva des frayeurs répétées, elle raconte qu'un beau jour, à cette époque, étant au coin de son feu, elle fut prise subitement de dyspnee, de malaise, de palpitations et qu'elle devint jaune quelques heures après; cette jaunisse ne dura que 7 à 8 jours et tout rentra dans l'ordre.

Au mois de février dernier, à la suite d'une frayeur vive, elle fut prise d'une indisposition sans jaunisse, caractérisée par des vomissements, des digestions lentes et pénibles, un enduit saburral de la langue, une anorexie très marquée. Cet état d'embarras gastrique subaigu dura un mois environ, en s'amoindrissant peu à peu

Depuis quinze jours elle allait bien, lorsqu'elle fut prise de nouveaux troubles dyspeptiques sans ictère, mais accompagnés de palpitations et de dyspnee.

A son entrée à l'hôpital, le 14 mars, elle offre, outre ses phénomènes gastriques, une augmentation de volume du cœur portant sur les cavités droites

La pointe est très portée en dehors, peu abaissée

Le bruit systolique est très accentué, métallique, au niveau de l'épigastre. Pas de souffle

Le deuxieme bruit au foyer d'auscultation de l'artère pulmonaire est très accentue.

La respiration et les poumons sont normaux : le foie est au niveau des fausses côtes.

En cherchant dans les antécedents, on ne trouve aucune

cause capable d'expliquer cette dilatation du cœur droit, sinon ses troubles digestifs

Elle sortit le 15 avril, son estomac et son cœur étaient à l'état normal.

Obs II. — Guillot, laveuse, agée de 59 ans, entre le 9 mai 1878 dans le service de M. Potain, n° 12

Cette femme est vigoureuse, sa taille est très élevée. Elle n'a jamais eu de rhumatisme Elle a eu 15 enfants, et dans son ménage a éprouvé bien des peines physiques et morales.

Ce qui domine, quand on l'interroge, ce sont des maux d'estomac, qui rendent, depuis un an, ses digestions lourdes, douloureuses, longues elle accuse, depuis quelques jours, une douleur sourde vers l'ombilic et l'hypocondre droit. Constipation habituelle.

Elle dit avoir maigri notablement

Dans la marche, elle est quelquefois obligée de s'arrêter, tant sa respiration devient anxieuse Elle n'a jamais toussé

En examinant cette malade, on trouve que le pouls marque 80 pulsations.

Les battements du cœur présentent quelques faux pas et irrégularités. On n'entend aucun souffle ; mais il existe une tendance au bruit du galop, vers la partie inférieure du sternum seulement.

La pointe bat dans le cinquième espace, elle est portée en dehors.

Mesure de la matité du cœur { bord droit du cœur : 17 c.
La partie découverte du cœur mesure 4 cent. { b^{d} gauc du sternum 14 c

Les poumons présentent une sonorité normale ; aucune trace d'emphyseme. La respiration n'est pas rude, sans expiration prolongée.

Le foie déborde les fausses cotes, la palpation y réveille de la douleur. L'examen de l'estomac ne revèle rien.

La malade présente un peu d'œdeme, mais depuis peu de temps.

Réflexions. — M. Potain, à propos de cette malade,

soulève l'idée d'un foie cardiaque : mais l'histoire de la malade, la marche de la maladie, l'étude des symptômes lui font admettre l'influence primitive de l'estomac sur l'apparition des troubles cardiaques et hepatiques.

Cette opinion, du reste, fut contrôlée par la disparition rapide des accidents : la malade sortait le 15 mai pour aller au Vésinet.

II. *Influence des troubles gastriques sur quelques troubles fonctionnels du cœur.*

Pour faciliter la description qui doit suivre, nous devons, à titre de mention, rappeler le rôle que joue l'estomac dans la production des palpitations, du ralentissement et des intermittences du cœur.

Palpitations. — Depuis longtemps cette action gastrique est connue. C'est ainsi que Chomel, Beau, etc , ont attaché leur nom aux palpitations des dyspeptiques, qui peuvent être simples, mais plus souvent complexes. De même, en effet, qu'on voit l'estomac masquer ses troubles derrière une foule d'états morbides, de même les palpitations dissimulent leur cause dans mille circonstances : tantôt elles apparaissent dans des états généraux, tels que l'anémie, la chlorose, l'hystérie, l'hypocondrie; dans des états locaux, tels que des désordres utéro-ovariens, intestinaux, etc : dans des états toxico-nerveux, produits par exemple par l'abus du thé, du café, du tabac. Par le fait même de leur existence, ces états divers produisent des palpitations, mais ils peuvent encore les exagérer et souvent les déterminer par les troubles dyspeptiques, qui en sont une des manifestations très fréquentes et prépondérantes.

Il existe une circonstance qui peut les rendre très pénibles et qui fait revêtir au désordre d'impulsion tout objectif du cœur, une forme subjective et douloureuse. Nous voulons parler de ces faits de névralgie intercostale que Beau, MM Revillout, Dieu, Martineau, Peter, ont présentés comme liés, tantôt à des embarras gastriques, tantôt à des dyspepsies, mais auxquelles tous ont appliqué une explication differente.

Ces névralgies, dont le siége est la région sous-mammaire gauche, c'est-à-dire l'endroit precis où la pointe du cœur vient heurter dons la systole la paroi thoracique, ont une origine gastrique souvent distincte, c'est-à-dire réflexe et isolée, mais elles nous semblent plus communément encore l'expression même des palpitations cardiaques. Ce qui assure quelque importance à cette opinion, c'est le rapport qui unit l'apparition, l'intensité et la disparition de ces douleurs névralgiques à l'existence simultanée de palpitations et de troubles gastriques. Non pas que nous voulions méconnaître le rôle de cause à effet qu'on a attribué à l'estomac; mais nous pensons que ce rôle doit être restreint et partagé avec le cœur; en un mot, qu'il est de nécessité d'établir une distinction entre les palpitations névralgiformes et les nevralgies sans palpitations. Dans le premier cas, l'estomac a pu sans doute préparer un terrain favorable au développement d'une névralgie, mais le cœur nous semble avoir aidé bien plus « par sa folie », par son état tumultueux, par une sorte de traumatisme de voisinage, à localiser à la région sous mammaire l'apparition et la prédominance de celle-ci Car, si le cœur restait étranger au phénomène, pourquoi cette douleur si limitée, si intense et qui peut se révéler sous des formes si multiples?

Parfois elle est si aigue que Beau l'avait comparée à un « coup de canif », parfois si « angoissante », qu'elle a pu faire soupçonner et simuler une angine de poitrine, toujours si pénible que les malades peuvent se croire atteints d'une affection organique du cœur, dont l'hypocondrie vient encore exagérer à leurs yeux la réalité fictive.

Ralentissement. — A côté de ce désordre tumultueux, on peut trouver le contraste d'une faiblesse du cœur portant sur le nombre et l'énergie des contractions ; mais les cas de ralentissement sont plus rares que ceux de palpitations, et tandis que ceux-ci correspondent a un trouble gastrique à grand retentissement névropathique, ceux-là coïncident avec un état anatomique plus grave de l'estomac et avec un retentissement plus sérieux sur la santé générale : l'atteinte paraît même d'autant plus sévère que le ralentissement s'accompagne d'une faiblesse plus grande dans la pulsation. Dans le service de M. Brouardel, nous avons étudié un malade qui, consécutivement à un *embarras gastrique*, présenta un *ralentissement assez prononcé du pouls, ensuite une dilatation transitoire du cœur droit*, avec bruit de galop. (Nous rapportons ce fait à cause de l'intérêt que présente l'association et la succession, chez le même malade, de ces phénomènes.)

Obs. III. — Pernet (Joseph), âgé de vingt-sept ans, ébéniste, entré le 13 novembre 1878 dans le service de M. Brouardel, à l'hôpital Saint-Antoine, salle Saint-Augustin, n° 28.

Il y a cinq jours, ce malade a été pris de fièvre, de petits frissons, de vomissements avec céphalalgie, anorexie et constipation. Depuis, ces phénomènes ont persisté, et c'est la raison qui le conduit à l'hôpital.

Etat actuel. — C'est un homme vigoureux physiquement, hypocondriaque au moral, dont les antécédents affirment une excellente santé. En l'examinant attentivement, on lui trouve actuellement les signes d'un embarras gastrique apyretique coïncidant avec une constipation rebelle.

La langue est blanche, la bouche amère, le ventre n'est pas douloureux, mais le gros intestin révèle une accumulation de matières fécales. Le foie est normal. La poitrine ne présente rien de suspect; il n'a jamais toussé. Pas d'albumine dans les urines.

Ce qui frappe le plus chez lui, c'est le ralentissement considérable du pouls, qui présente 42 pulsations et des intermittences éloignées. — On lui donne une bouteille d'eau de sedlitz.

15 *novembre.* — Le pouls est à 40 pulsations. Le foie est plutôt petit. Le malade se plaint d'une sensation de battements épigastriques.

La pointe reste sur la verticale du mamelon, mais les bruits sont remarquables par leur lenteur · ce ralentissement porte entièrement sur le grand silence, qui est très allongé; le petit silence serait plutôt ecourté. Par instants, il y a comme une hésitation de la systole et quelquefois une intermittence se produit.

On ne trouve pas de souffle. Les bruits du cœur sont bien sous l'oreille. Il existe un bruit de galop, manifeste, surtout vers l'appendice xiphoïde; le choc surajouté, qui le produit, est très rapproché du bruit systolique.

16 *novembre.* — Même lenteur des bruits avec le même allongement du grand silence. Le bruit de galop est moins sensible, le bruit systolique semble plus sourd.

48 pulsations. La pointe, dont nous avions marqué la position, n'a pas varié.

On renouvelle la purgation, l'eau de sedlitz n'ayant pas débarrassé l'intestin et l'état du malade ne s'étant pas amélioré.

19 *novembre.* — Le ralentissement du pouls persiste, sans faiblesse. La systole est très rapprochée de la diastole. Le

grand silence est toujours très prolongé Pas de bruit de galop. On lui donne 20 grammes d'eau-de-vie allemande.

20 *novembre.* — Léger bruit de galop, surtout marqué vers le quatrième espace intercostal, pres du sternum : il donne à la main la sensation d'un frémissement particulier.

La lenteur dans les contractions du cœur a diminué. Les deux bruits se sont un peu écartés · le grand silence est moins allongé. Pas de souffle.

La pointe s'est déplacée en dehors de 2 centimètres; le malade se plaint d'étourdissements et d'une oppression fatigante · il éprouve quelques douleurs vagues vers les bras et les jambes, surtout au poignet et au genou

L'eau-de-vie allemande a produit un effet médiocre; mais l'appétit revient et il n'a plus de vomissements.

23 *novembre* — Il se plaint d'anxiété respiratoire, de céphalalgie et des mêmes douleurs articulaires.

La pointe reste en dehors du mamelon

Les bruits sont bien frappes, non ralentis, sans intermittences; mais vers le deuxième espace intercostal, à gauche du sternum, existe un éclat métallique du bruit diastolique.

26 *novembre.* — Le pouls est normal La pointe bat à sa position des premiers jours. Les douleurs ont disparu; mais il eprouve toujours une certaine difficulté à aller à la selle. L'appetit est revenu entierement. Il sort, dans les jours qui suivent, bien portant.

Intermittences. — D'autres troubles cardiaques d'origine gastrique ont été merveilleusement décrits et mis en lumière par M Lassègue. Nous voulons parler des intermittences, que M Peter appelle simultanées, et que nous ne pouvons, comme lui, considerer comme un indice plus grave que l'irrégularité cardiaque, et ce qu'il appelle l'intermittence isolée

Elles ont maintenant leur classe a part dans la série des inégalités rhythmiques; tandis qu'on doit considérer le plus souvent ces dernières comme étant d'ordre orga-

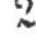

nique, on doit considérer les intermittences simultanées comme étant d'ordre fonctionnel · les unes semblent tenir à une altération du muscle cardiaque, des valvules ou des vaisseaux ; les autres, à un désordre nerveux et à un trouble d'innervation intra-cardiaque. C'est que, en effet, le cœur peut avoir ses incohérences et ses troubles d'incordination, comme les muscles ont leurs tremblements, leurs spasmes et leurs contractures. Toutes choses égales d'ailleurs, M. Lassègue a appuyé en ce sens . pour lui, en effet, les intermittences ont, pour caractère, l'absence presque périodiquement régulière d'une ou deux contractions cardiaques ; pour cause, un trouble des voies digestives ; pour mécanisme, une action reflexe par intervention du pneumogastrique. Que le pneumogastrique entre en jeu, nous le pensons ; mais nous nous demandons, de plus, s'il ne pourrait pas, en dehors de l'estomac, recueillir sur ses filets terminaux des excitations capables de produire cette arythimie.

Quoi qu'il en soit, M. Lassègue écarte des intermittences l'idée d'une menace pour l'économie, d'une altération organique, d'une déchéance prochaine du cœur ; et, pour lui, tout en se produisant souvent à l'occasion d'un trouble général de la santé, elles semblent indépendantes de toute cachexie alarmante en voie d'évolution ; elles ne révèlent qu'un trouble fonctionnel du cœur, par participation gastrique et perturbation névropathique.

L'Observation qui suit prouve au moins l'association des intermittences et des désordres gastriques, soit chroniques, soit aigus.

Obs. IV de M. J.-M.. âgé de dix-huit ans, reproduite d'après une communication orale de M. Brouardel.
Embarras gastrique. — Dyspnée. — Intermittences.

Ce jeune homme, dont la famille ne semble pas offrir d'accidents arthritiques, a éprouve dans sa jeunesse des accès d'asthme assez fréquents, depuis dix-huit mois, il n'en a plus présenté.

Il y a quelques semaines, à la suite d'un brusque refroidissement, il a été pris d'embarras gastrique caractérisé surtout par de l'inappetence, de la fièvre, de la céphalalgie, et surtout une dyspnée intense et continue. En même temps qu'il présentait ces phénomenes, le malade avait des intermittences cardiaques qui embrassaient 1 à 2 pulsations et se reproduisaient toutes les 5 ou 6 revolutions cardiaques.

Ces accidents disparurent peu à peu, après un traitement purgatif (eau d'Hunyadijanos).

Quelques jours s'étaient à peine écoulés que M. J M., s'étant exposé à un autre refroidissement, fut repris des mêmes symptômes gastriques, dyspnéiques et cardiaques. Chez lui, la dyspnée avait quelque similitude avec ses accès d'asthme d'autrefois, si bien que sa mere craignit plusieurs fois le retour de cette ancienne affection, tant la respiration etait anxieuse et les pupilles dilatées.

Le malade ne présenta aucun souffle durant ses accidents cardiaques : du côté des poumons, on trouva durant l'oppression, une expiration prolongée et un peu soufflante.

Nota. — Nous reproduisons cette Observation si pleine d'intérêt, tout en constatant que l'attention attirée vers l'apparition des intermittentes n'a pas été appelée vers la recherche d'un changement de volume du cœur. Cependant ne nous serait-il pas permis de soulever timidement l'hypothèse d'une dilatation transitoire du cœur droit, si nous tenons compte des faits reproduits dans notre these et des idées de M. Parrot sur les conséquences cardiaques des accès de dyspnée asthmatique.

III. *Influence de troubles gastriques simples sur la dilatation du cœur droit.*

Ces troubles que nous venons de passer rapidement en revue ne répondent qu'à une modalité spéciale et restreinte de l'action gastrique sur le cœur ; la dilatation des cavités droites est une forme nouvelle sous laquelle celle-ci peut encore se révéler.

Avant d'aborder la discussion des faits cliniques sur lesquels se fonde notre opinion, nous présenterons tout d'abord les quatre Observations suivantes, qui répondent aux cas les plus simples, capables d'entraîner cette dilatation et d'en dégager l'existence de toute obscurité.

Elles nous semblent affirmer hautement la priorité des phénomènes gastriques vis-à-vis des accidents cardiaques et le rapport de cause à effet qui unit les premiers aux seconds.

Nous aurions pu grossir encore le nombre des preuves à l'appui ; mais, en face de l'absence de certains renseignements, en face du défaut de précision et de clarté qu'on aurait été en droit de soupçonner peut-être dans quelques faits qu'on nous a communiqués, nous avons préféré nous abstenir d'une reproduction plus étendue Peut-être leur emprunterons-nous ça et la quelques détails, mais ces détails se retrouvent assez indiqués et assez retracés dans les Observations recueillies ici, pour qu'on ne nous accuse pas de faire œuvre d'imagination. (Nous avons pris rapidement à la clinique de M. Necker, la relation de ce fait.)

OBS. V. — Embarras gastrique. — Dilatation droite du cœur, transitoire.

Un homme jeune, bien constitué, sergent de ville, entre au mois de mai 1878 dans la salle Saint-Luc, n° 23.

Il se plaint d'une douleur névralgique du côté gauche, avec hypéresthésie de la région, qu'il attribue à un refroidissement, subi pendant un service de nuit.

A la suite de ce refroidissement, il a éprouvé des vomissements, avec etat saburral des voies digestives, sueurs abondantes, sans fièvre.

Cet embarras gastrique *a frigore*, semble chez lui l'épisode aigu d'un état dyspeptique ancien : il présente en effet un tremblement qu'on attribue à l'alcoolisme, hypothèse d'autant plus justifiée qu'il a des pituites matinales, qu'il est sergent de ville et qu'il avoue ses faiblesses, qui sont récentes Le foie est absolument normal —Le malade ne presente pas de teinte subictérique et n'a jamais eu d'ictere. Pas d'albumine dans l'urine.

Cœur. — Le pouls est normal, un peu faible, pas de souffle au cœur.

La pointe du cœur est fortement déviée vers la gauche. Vers le poumon, il n'existe rien qui puisse expliquer cette augmentation de volume du cœur droit

Le malade se plaint d'une sensation de battements à la région epigastrique et de quelques palpitations

Traitement. — On lui donne un vomitif. M. Potain, en face de ce cas, fait remarquer combien il serait difficile d'invoquer chez cet homme une autre cause que l'etat gastrique, pour expliquer cette dilatation cardiaque. L'alcoolisme chez lui semble, en effet, avoir localisé son action à l'estomac seulement, parmi tous les organes qu'il atteint si volontiers.

Le malade sortit rapidement de l'hôpital, ses troubles gastriques et cardiaques ayant cessé.

Obs. VI. — Embarras gastrique subaigu. — Dyspnée. — Dilatation du cœur droit.

Gourré (Florentine), giletière, âgée de vingt-cinq ans, entre dans le service de M Potain, le 9 janvier 1879, salle Sainte Adélaide, n° 18.

Il y a un mois, cette femme a commencé à éprouver des troubles digestifs consistant en nausées, anoréxie, malaise après les repas, constipation, soif vive, enduit saburral de la langue

Peu apres, elle commença a ressentir de l'oppression, des étouffements, des palpitations et une dyspnée habituelle.

Ces symptômes persistant, elle entra à l'hôpital.

Etat actuel. — C'est une jeune femme bien constituée, émotive, à face rouge, d'aspect vigoureux

Pas de fièvre (37.4); pouls, 96; sueurs abondantes.

Cœur. — Hier, à son arrivee, on lui trouva un souffle extra-cardiaque d'origine pulmonaire il n'existe plus ce matin

La pointe du cœur est déviée en dehors : elle bat à 9 centimètres du sternum. Le cœur mesure . bord droit du cœur, 13 centimètres; bord gauche du sternum, 11 centimetres.

Le deuxième bruit de l'artère pulmonaire est exageré et éclatant.

La partie découverte du cœur mesure : 7 centimètres verticalement; 6 centimetres en travers

Aucun signe de péricardite.

Les jugulaires présentent un fort frémissement anémique. Le foie est normal. Les poumons n'offrent ni emphyseme, ni bronchite, ni induration.

Antécédents. — Ses parents se portent bien, bien réglée; elle a eu deux enfants en trois ans, et il y a sept mois a fait une fausse couche. Il y a cinq ans, elle aurait eprouvé une forte douleur thoracique, avec toux et expectoration abondante.

Elle a eu trois attaques de rhumatisme il y a quatre ans, elle aurait pour cela, gardé le lit durant huit jours; la seconde fois, elle aurait eu une hydarthrose du genou, dont elle a guéri en trois mois, la troisème fois, aurait eu durant quinze jours, une arthrite du genou; ces deux dernières atteintes semblent avoir coincidé avec un état puerperal. A ces diverses époques, elle n'a rien éprouvé du côté du cœur, et on n'y voit les traces d'aucun traitement.

Diagnostic — M. Potain, près avoir successivement envisagé l'idee d'une endocardite rhumatismale, d'une altération pulmonaire, d'une altération organique du cœur par surmenement, en arrive par élimination a attribuer la dilatation des cavites droites aux troubles gastriques prolongés et à poser un pronostic très bénin.

14 *janvier*. — Bord droit du cœur, 13 centimètres ; bord gauche du sternum, 9 centimetres.

Le malade se plaint toujours de faiblesse, de douleurs et de palpitations Souvent elle a des bouffées de chaleur au visage ; elle se plaint toujours d'une pesanteur épigastrique avec gêne respiratoire. Les jours suivants, la malade s'améliore et tous les phénomènes observes disparaissent. Elle sort guérie.

Obs. VIII. — Dyspepsie ancienne Accès d'oppression Dilatation consécutive des cavités droites.

Benard (Emilie), âgée de 45 ans Entrée le 5 juin 1879 dans le service de M. Potain, salle Sainte-Adelaide, n° 15.

Histoire. — Cette malade avait toujours éte d'une bonne santé habituelle, lorsqu'au mois de novembre, forcee par sa profession à hâter énormément ses repas, elle éprouva, pour la première fois, des troubles digestifs, consistant dans une douleur épigastrique avec retentissement dorsal, dans la perte de l'appétit, en nausées et vomissements frequents : des accès d'étouffement et d'oppression accompagnaient souvent ses digestions, devenues encore plus lentes et plus pénibles.

Depuis cette époque elle n'a pas cessé d'avoir ces désordres dyspeptiques, que les nausées et les vomissements rendent plus fatigants. Elle n'a jamais vomi ou craché du sang

Outre ces phénomènes, elle se plaint maintenant d'insomnie persistante, de polyurie légère, de noctambulisme, de douleur dans la région lombaire, de difficulté dans la marche. Elle n'a jamais eu d'œdème ni de bouffissure de la face. Elle dit avoir un peu maigri.

Ses accès de suffocation ont augmenté ; ils surviennent habituellement après les repas.

Antécédents. — En recherchant dans ses antecédents, on apprend que sa mère était catarrheuse et que son frere est mort d'une affection thoracique à 38 ans.

Personnellement, elle n'a jamais eu qu'une affection intestinale peu définie et souvent des palpitations. Elle est bien réglée. Elle n'est pas sujette a tousser.

6 *juin.* — Langue blanche, constipation habituelle Pas d'albumine dans l'urine.

Dans l'abdomen, on ne trouve rien d'anormal.

Dans la poitrine, les quelque râles qu'on entend sont tout a fait insuffisants pour expliquer la dilatation du cœur, portant à peu près exclusivement sur les cavités droites.

Le diamètre transversal du cœur mesure · 17 cent
Le — vertical — — : 12 cent.

La pointe est fortement déviée en dehors, pas de souffle.

Le deuxième bruit, à gauche du sternum, est tres accentué dans le deuxieme espace intercostal.

Il existe un bruit de galop à prédominance épigastrique.

Le pouls est petit, filiforme, dépressible, 120 pulsations.

Elle est mise au régime lacté exclusif.

8 *juin* — Vomissements, diarrhée.

9 *juin.* — Oppression, pointe à 0.08 c. en dehors du sternum.

14 *juin.* — Diamètre transversal du cœur mesure · 13 c.
— vertical — — 12 c

La pointe est à 5 cent du bord gauche du sternum. Accentuation du deuxième bruit pulmonaire très peu marquée. Moins d'oppression, le lait est mieux digére

Dans les jours qui suivent, la malade sort guérie.

Nous devons à l'obligeance de M. Barie, chef de clinique de l'hôpital Necker, les détails de cette observation.

Obs. VIII — Ulcère simple de l'estomac. — Troubles gastriques ayant provoqué six grands accès de dyspnée, et consécutivement la dilatation temporaire des cavités droites.

Marie Gille, couturière, âgée de 25 ans, entre le 23 novembre 1878 dans le service de M. Potain, salle Sainte-Adelaide, n° 4.

Antécédents. — Cette femme ne présente pas d'antécédents personnels, elle n'a jamais eu ni acces d'asthme, ni rhumatisme, ni phénomenes hystériques et même névropathiques, bien reglée Sa mere, dit-elle, est morte hydropique.

Début. — Depuis plus de 18 mois, la malade avait l'habitude de prendre des boissons alcooliques, aussi ses digestions devinrent peu à peu plus difficiles, elle eût des pituites le matin et des phénomènes gastralgiques.

Depuis une année, ces troubles digestifs ont beaucoup augmente; ses digestions furent de plus pénibles ; du pyrosis, des vomissements, des sensations de brûlure epigastrique survinrent. A la fin de novembre 1877, elle eut à deux reprises une hematémèse assez abondante, et quelques jours après elle entrait a la Pitié, dans le service de M Desnos.

Là, elle resta six mois, durant lesquels elle eut deux autres hematémeses, souvent des vomissements alimentaires et des phénomenes gastralgiques intenses On la mit au régime lacté, on lui donna des pilules de nitrate d'argent, et en dernier lieu on lui fit l'application d'un cautère a l'épigastre

A la fin de juin, elle put sortir dans un grand etat d'amelioration, et des lors cessa entièrement ses habitudes alcooliques.

Etat actuel. — Depuis trois semaines elle est reprise des mêmes accidents, et c'est a l'occasion de ses règles qu'ils apparurent. Donc à nouveau gastralgie exaspérée par la moindre pression, point douloureux rachidiers, vomissements alimentaires. Elle n'a pas eu d'hematémese depuis six mois, mais elle décrit celles qu'elle a eues comme consistant en substances grumeleuses, couleur mare de café Du reste, elles se sont renouvelées assez souvent en notre présence à l'hôpital, pour que nous puissions confirmer cette observation

La malade est pâle, petite, affaiblie, anémique, elle dit avoir maigri.

Dans les poumons, on trouve quelques râles de bronchite très disséminés.

En examinant le cœur, on trouve un souffle anémique, léger, medio-systolique, au niveau du deuxième espace intercoscal gauche · dans les vaisseaux du cou, il y a un souffle sibilant hydremique

On ne sent aucune trace d'induration à la région épigastrique.

L'estomac est très étendu et sa zone de sonorité exagérée.

Le foie ne deborde pas.

Elle est mise au regime lacté exclusif.

Jusque vers le 15 décembre, l'état de la malade reste à peu près le même. Sa gastralgie persiste malgre les injections hypodermiques de chlorhydrate de morphine Ses hématémèses mêmes reparurent; elles cédèrent un peu à l'emploi de la glace appliquee sur l'epigastre, mais ne disparurent définitivement qu'apres l'usage, continué pendant trois semaines, de vingt gouttes de perchlorure de fer, en quatre fois, pris avant le repas.

Durant cette période, on put se convaincre que le cœur ne présentait aucun souffle valvulaire, aucune déviation anormale de sa pointe

Premier accès de dyspnée (18 déc.). — La malade, après avoir bu suivant sa coutume, vers neuf heures du matin, une demi-tasse de lait glacé, est prise à neuf heures et quart, pour la première fois, d'un violent accès de dyspnée

Alors elle présente 60 respirations par minute, le pouls devient petit, très serré, fréquent et présente 140 pulsations.

La malade est assise sur son lit, faisant des efforts violents d'inspiration; cette dyspnée dure avec la même acuité pendant dix minutes environ; puis, après avoir eu plusieurs quintes de toux légères, elle crache un peu de sang très rouge, rutilant, bien différent de celui des hématémeses, qui était légèrement noirâtre

A ce moment, l'exploration du cœur révèle comme dimensions :

Bord droit du cœur : 0.125;
Bord gauche du sternum : 0.11.

La pointe bat dans le cinquième espace, et est portée un peu en dehors, elle est à 0,07 centimetres du bord gauche du sternum.

Rien d'anormal vers les poumons comme sonorité et respiration

Au bout de 20 minutes, la malade peut se remettre dans le décubitus : elle ne conserve plus qu'une légère oppression.

On ne rechercha pas si la malade avait mangé quelque chose en cachette.

Deuxieme accès (11 janv.). — Jusqu'au 11 janvier, l'état de la malade semble un peu amélioré. Dans la soirée, après avoir mangé un petit morceau de pain dû a l'obligeance d'une voisine, elle est prise, une heure après environ, d'un nouvel accès de dyspnée identique au premier, mais d'une durée de 25 minutes environ. Durant l'accès, on put noter 40 respirations, 116 pulsations; les battements du cœur étaient énergiques, bien frappés; mais, au deuxieme espace intercostal à gauche du sternum, il existait une accentuation diastolique répondant exactement au foyer des bruits de l'artere pulmonaire.

Troisième accès (14 janv.). — A cinq heures du soir, elle est prise d'un nouvel acces, dix minutes après l'ingestion d'un potage au pain et au lait.

La pointe bat en dehors du mamelon, elle est à 0,065 du bord gauche du sternum.

La mensuration donne :

Au bord gauche du sternum 0.08;
Au bord droit du cœur : 0.10.

Le pouls est petit, serré : 132 pulsations

Elle avait 40 respirations. Contrairement aux deux premiers accès, elle ne rendit aucun crachat sanglant.

Depuis que la malade a ces crises dyspnéiques, elle est sujette à des palpitations.

Quatrième accès asphyxique (3 février) — Malgré les recommandations, la malade a mangé un biscuit, à trois heures de l'après-midi moins de dix minutes après, elle est prise d'un accès extrêmement violent de dyspnée, qui se manifeste avec un état général grave Cet accès persista jusqu'à la visite du soir, où on put l'observer. Assise sur son lit, légèrement penchée en avant, les mains cramponnées à ses draps, faisant les plus grands efforts d'inspiration, la malade est suffocante. La face est grippée, les yeux sont excavés, leur pourtour offre une teinte plombée, le nez est effilé, les mains et les pieds sont refroidis et violacés. La malade est couverte d'une sueur visqueuse, demande de l'air, se plaint d'avoir froid. Elle a 36° 8 comme température axillaire, 80 respirations, au pouls plus de 150 pulsations.

Le choc de la pointe du cœur est faible, on ne trouve pas de bruit anormal, mais le deuxième bruit à gauche du sternum claque et vibre avec force.

Rien à l'auscultation des poumons, le murmure vésiculaire est plutôt affaibli, pas de râles

Une hémoptysie légère arrive vers la fin de l'accès (elle rend environ la valeur d'un verre à liqueur de sang rouge) Cet état asphyxique dura de trois heures à sept heures du soir, malgré l'emploi d'un sirop d'éther

Le lendemain, à la visite, la malade est abattue, affaissée, mais les jours suivants elle revint à son état ordinaire.

Cinquième accès (18 fév.) — Elle est reprise d'un nouvel accès de dyspnée, après avoir mangé un œuf cuit la dyspnée, cette fois, est très atténuée et dure à peine un quart d'heure

Sixième accès (1er mars). — L'état de cette malade s'améliore sensiblement elle a repris des forces et est moins anémique qu'à son entrée, l'estomac n'en est pas plus tolérant. Voulant agrémenter la monotonie de son régime lacté, elle a mangé ce matin quatre biscuits. Cette fois, elle est prise presque instantanément d'un accès d'étouffement intense d'une durée de vingt minutes.

Elle présenta 100 pulsations, 32 respirations, mêmes phénomènes cardiaques, légère hémosptysie.

Tout le mois de mars se passe sans grande crise; l'état général s'améliore et, au 1er avril, on peut constater par la percussion et l'exploration que le cœur a diminué de volume. En effet, sa mensuration accuse

Bord droit du cœur . 0.095;
Bord gauche du sternum : 0.80.

La pointe est revenue peu à peu sur la verticale du mamelon et bat a 0 035 en dedans de la place qu'elle avait occupée durant la période des crises, c'est-à-dire qu'elle est maintenant à 0.05 du bord gauche sternal.

Le 6 avril, la malade quitte l'hôpital, les accidents gastriques étant beaucoup améliorés.

En analysant ces faits, nous voyons qu'ils répondent a des manifestations gastriques, cardiaques, pulmonaires et générales dont nous allons envisager successivement l'importance et les détails.

I. Troubles gastriques. — Tout d'abord, nous devons dire que l'estomac n'est pas toujours capable d'eveiller, par ses désordres, les phénomènes que nous etudions. Nous avons observé un assez grand nombre de malades atteints d'embarras gastriques, de dyspepsies, etc , pour garder a ce propos une grande réserve et nous éloigner d'une généralisation a outrance, qui serait trop facilement dementie par l'observation et la réalité. Aussi, plus loin, pour ne pas nous exposer a une accusation de tendance, mettrons-nous en relief les conditions qui semblent présider a l'éclosion des accidents cardiaques et qui se rattachent a cette susceptibilité variable qu'on retrouve chez des individus subissant les mêmes causes pathologiques, a cette inégalité de localisation morbide qui porte, non-seulement sur le cœur, mais aussi sur ses diverses manifestations.

De plus, nous avons cru devoir éliminer de notre cadre, comme suspectes, certaines affections gastriques qui retentissent profondément sur la sante générale, en jetant tous les organes et toutes les fonctions dans un état de perturbation où il est impossible de faire la part des troubles qui sont la cause et de ceux qui sont la conséquence; telles sont celles qu'entraînent le saturnisme, le cancer, la goutte, la syphilis, l'alcoolisme, l'usage des substances toxiques, etc. Autant que possible, nous avons choisi des exemples où l'estomac semblait bien seul et primitivement atteint, et où la fonction cardiaque semblait n'avoir pu subir antérieurement aucune entrave. C'est pour cela que nous n'avons présenté que des cas d'embarras gastrique et de dyspepsie sans précedents, et si nous avons relaté un cas d'ulcère simple, c'est à cause de la précision des phénomènes, si nettement retracés dans l'Observation que nous devons à l'amicale obligeance de M. Barié.

Dans ces Observations, l'influence de l'estomac peut seule être invoquée, puisque c'est à l'occasion seule des troubles qui lui sont localisés, que nous voyons apparaître la dilatation du cœur droit. Mais le côté curieux de cette forme de dilatation est autant dans les caractères de sa cause que dans cette cause elle-même.

Ces désordres ne paraissent pas, en effet, intéresser beaucoup les parois : les lésions semblent, si nous pouvons nous exprimer ainsi, s'attaquer plus a leur surface qu'a leur épaisseur, et elles sont plutôt d'ordre superficiel ou épithélial que d'ordre profond ou interstitiel.

De plus, deux éléments nous semblent à considérer au

point de vue de l'évolution des accidents : l'un organique, qui s'adresse à l'état d'altération plus ou moins persistante de l'estomac; l'autre fonctionnel, qui répond à l'action irritante et passagère de l'aliment. Il se passe sans doute, dans ces circonstances, ce qui arrive quand un corps étranger exerce son contact sur une surface dénudée, mise à nu, érodée, irritable ; il y exaspère les phénomèmes de sensibilité au point de provoquer parfois des symptômes éloignés et complexes. Nous croyons qu'il faut ainsi faire la part de cette double influence, de l'organe qui digère et de l'aliment à digérer, en un mot, distinguer le rôle qui revient au contenant du rôle qui revient au contenu. C'est de cette manière seulement qu'on peut s'expliquer comment une simple indigestion, un écart de régime, un repas trop copieux, peuvent provoquer un semblable retentissement cardiaque, s'ils surviennent chez des gens dont les fonctions gastriques et cardio-pulmonaires sont devenues particulièrement impressionnables.

Cette distinction nous aide de plus à saisir les relations qui se révèlent entre des altérations gastriques anciennes et des troubles digestifs transitoires, entre l'élément anatomique persistant, prédisposant nécessaire, et l'élément fonctionnel passager, accidentel, déterminant. Ces relations sont frappantes, surtout dans l'Observation 8 ; nous y voyons, en effet, les phénomènes cardio-pulmonaires éclater par accès à la suite de l'ingestion d'un biscuit ou de quelques bouchées de pain, et ce n'est pas là un fait isolé. L'Observation 12 offre la même série d'accidents, sous la même influence et sous la même forme.

A l'appui de ces deux cas, M. Grancher nous a cité

une malade dyspeptique, observée de concert avec M. Potain, chez laquelle l'estomac, sans dilatation, sans flatulence, sans coliques, sans ictère, en était arrivé aussi à ce degré d'impatience qu'il ne pouvait supporter la moindre parcelle alimentaire sans entrer en révolte et déterminer des accès de dyspnée.

Les malades que nous avons observés nous ont présenté, quoique d'une façon inégale et moins éclatante, des phénomènes comparables. Tous, apres les repas, se plaignaient d'une exagération dans leurs malaises, leurs palpitations, leur oppression ; quelques-uns même, pour apporter une rémission à leurs souffrances, fragmentaient leur alimentation ou modifiaient leur régime.

Nous n'avons présenté ces détails que dans le but de chercher une explication à cet état de rébellion stomacale qui peut se développer sous l'influence d'embarras gastrique, d'un état dyspeptique et même d'un écart de régime. Quant aux symptômes immédiats, nous en délaisserons l'étude et la description, pensant que nos Observations ne laissent aucun doute sur la nature, les caractères, le diagnostic de l'affection gastrique elle-même.

II TROUBLES CARDIAQUES. — La dilatation du cœur droit, qui se produit dans ces circonstances, se manifeste avec des caracteres que nous allons rechercher par la palpation, la percussion et l'auscultation.

1° *Signes constants : Palpation* Si on interroge la pointe, on trouve son impulsion faible et transportée en dehors de la verticale du mamelon, sans abaissement. Cet écart ne porte donc que sur les dimensions transversales du cœur et exclut l'idée d'une augmentation de volume des cavités gauches.

La déviation en dehors que subit la pointe est, de plus, dans un rapport direct avec les troubles gastriques; les Observations 8 et 12 ne laissent aucun doute à ce sujet, puisqu'on a pu suivre et marquer ses déplacements avant et après les accidents.

Percussion. La mensuration de la matité précordiale obtenue par la percussion profonde contrôle les données de la palpation; elle nous indique, en effet, une augmentation dans la longueur du bord droit ou horizontal du cœur, tandis que nous voyons la longueur du bord gauche ou vertical rester normale.

Auscultation. La faiblesse des battements cardiaques et la prédominance des bruits du cœur droit sur ceux du cœur gauche sont les faits habituels que révèle l'auscultation et dont la constatation est facile à la base et à la pointe.

A la base du cœur il existe, en effet, une accentuation du bruit diastolique, ayant son maximum d'éclat vers le deuxième espace intercostal, à gauche du sternum, c'est-à-dire au foyer d'auscultation de l'artère pulmonaire. Cette accentuation apparaît dès le debut des accidents et dans le temps même où le ventricule commence à se dilater; elle ne s'accompagne d'aucun bruit anormal et d'aucun souffle, ce qui prouve que l'orifice est sain et l'artère bien calibrée.

Ce claquement quelquefois métallique des valvules sigmoïdes de l'artère pulmonaire semble la conséquence d'un excès de tension et l'indice d'un obstacle dans la petite circulation : c'est un fait qu'on retrouve, en effet, identique dans les bronchites chroniques, les scléroses et l'emphysème pulmonaire, qui retentissent si volontiers sur le ventricule droit par un mécanisme bien connu depuis les travaux de M. Gouraud.

L'affaiblissement des bruits normaux au niveau du deuxième espace intercostal, à droite du sternum est, au contraire, une preuve en faveur d'une diminution de tension dans la grande circulation

En se rapprochant de la pointe, l'éclat des bruits du cœur prédomine vers l'épigastre; mais ici le fait est moins net qu'à la base, en général à cause de l'apparition de certains signes qui quelquefois se surajoutent.

2° *Signes inconstants.* — A ces signes correspond l'existence de palpitations, de bruits de souffle, d'un bruit de galop.

Palpitations. Elles sont fréquentes dans le cours de la dilatation des cavités droites, et dans les cas qui nous occupent elles en sont souvent une des premières manifestations. Leur cause, ici, semble difficile à discerner, qu'on invoque un abaissement de la tension dans tout le système aortique, une anémie consécutive du système nerveux, une action réflexe partie de l'estomac ou, enfin, l'état de plénitude, de réplétion et de distension du cœur droit; malgré tout, elles ne répondent pas à une altération du muscle; leur existence passagère, l'absence d'irrégularités cardiaques, etc., ne semblent pas impliquer cette explication.

Souffles. Deux cas peuvent se présenter : ou l'on trouve un souffle extra-cardiaque, ou l'on trouve un souffle d'insuffisance tricuspidienne.

1° *Souffle extra-cardiaque.*—L'apparition d'un souffle extra-cardiaque est commune dans le cours de la dilatation droite; ses caractères, formulés par M. Potain et sur lesquels nous ne pouvons nous étendre ici, suffisent en général à écarter l'idée d'une affection organique du cœur de date éloignée ou récente.

Ces souffles excluent la crainte d'une endocardite en voie de développement, car elle se manifeste plutôt par un amoindrissement dans l'intensité, le timbre et la rapidité des bruits, que par la production d'un bruit de souffle.

Ils éloignent le soupçon d'une affection valvulaire ancienne par :

1° Les modifications qu'ils subissent sous l'influence des variations respiratoires et des changements de position du malade;

2° Leur prédominance dans l'expiration et leur absence à la partie où le poumon cesse de recouvrir le cœur;

3° Leur siége favori dans le troisième espace intercostal, au-dessus de la pointe;

4° Leur situation « à cheval » sur les bruits du cœur, c'est-à-dire leur production dans le petit silence, ce qui leur a valu leur nom de « médio-systoliques ».

(En somme, une extrême mobilité comme siége, timbre, rhythme.)

Nous l'avons déjà dit, M. Potain considère ces souffles comme étant d'origine pulmonaire; ils sont dus, en effet, à ses yeux, au choc rhythmé du cœur contre une mince lamelle du poumon, qui fait alors office de soufflet; c'est dire que leur existence suppose certaines conditions; déjà on avait établi entre eux et les palpitations une coexistence fréquente; maintenant leur apparition dans le cours de la dilatation droite permet peut-être de leur supposer une relation avec la tension sanguine, dont les variations dépendent elles-mêmes fréquemment d'un trouble dans le système nerveux.

2° *Souffle d'insuffisance tricuspidienne.* — Nous n'en avons pas d'exemple, en ce qui concerne l'influence sur le cœur droit, des troubles gastriques simples. Mais M. Potain nous a dit l'avoir observé chez plusieurs malades de la ville. Dans ce cas, l'insuffisance tricuspidienne était caractérisée par un souffle a la pointe, doux, grave, systolique, se propageant de gauche à droite vers l'appendice xiphoide, augmenté par l'inspiration forcée, diminué par l'expiration prolongée, accompagné en général de ce soulèvement des jugulaires qui commence avec la systole et finit avec elle.

Mais rarement la dilatation que nous étudions semble ou assez persistante ou assez prononcée pour qu'il se produise une augmentation de lumière suffisante de l'orifice auriculo-ventriculaire droit pour entraîner le raccourcissement des tendons, mécanisme ordinaire du développement de l'insuffisance tricuspidienne. Aussi la rupture dans l'équilibre de la tension artérielle qui s'abaisse et de la tension veineuse qui s'élève ne se manifeste pas volontiers par des signes éclatants. Les phénomènes de stase ne vont pas au-delà d'une légère distension des veines superficielles ; exceptionnellement, on trouve cette teinte cyanosee que révèle l'Observation 8, plus exceptionnellement encore de l'œdeme (Obs. 2).

Il se produit chez ces malades un fait qui est absolument indépendant des battements du foie signalés dans l'insuffisance tricuspidienne ; nous voulons parler de cette sensation de battements à la région épigastrique si communément ressentie. Ces battements, qu'on a attribués au météorisme abdominal et à la distension stomacale, nous semblent mériter une place à part dans la classe des battements communiqués du cœur; à nos yeux, ils sont, en effet, un indice de surcharge dans la tension veineuse qui devance, annonce et accompagne la dilatation des cavités droites. Une preuve à l'appui de cette opinion, c'est qu'ils disparaissent lorsque la circulation se régularise, lorsque le cœur reprend ses fonctions, sa forme et son allure habituelle.

Bruits de galop. — Sa description sera faite plus loin.

Pouls — Si, après avoir interrogé le cœur, on interroge le pouls, on le trouve petit, filiforme, dépressible, mou, concentré : le plus souvent il est régulier.

Envisageons maintenant ces troubles cardiaques d'une façon plus générale.

Les cavités droites sont donc seules en cause. Malgré l'étroite union des deux cœurs, l'immunité absolue dont semble jouir le cœur gauche au milieu de ces phénomènes peut tenir à deux causes :

1° Au retentissement assez rare et lent à s'exercer des troubles des cavités droites sur les cavités gauches;

2° Aux particularités essentiellement liées à la dilatation que nous étudions.

Comme nos Observations le prouvent, cette dilatation, en effet, est de courte durée, transitoire; elle n'est qu'un incident dont la durée est soumise aux manifestations gastriques qui la provoquent, et dont la disparition se fait sans laisser aucune trace. Mais, dans certaines circonstances, elle peut se répéter, quelquefois se prolonger, grâce a la persistance, a l'exagération, a la répétition des troubles de l'estomac Cette dilatation à rechute peut même progressivement apporter une modification telle dans la résistance et l'état des parois du muscle, telle dans la tonicité et l'élasticité des vaisseaux, qu'en vertu de l'état de subordination où est le cœur droit vis-à-vis du système veineux et vis-a-vis du poumon, il se produise à la longue une sorte d'organisation des accidents.

Bientôt elle entraînerait une faiblesse et une fatigue du cœur rapidement funeste, si celui-ci, obviant aux exigences de sa mission, n'augmentait ses efforts et ne voyait l'hypertrophie de ses parois s'adjoindre à leur dilatation.

C'est l'intervention de cette hypertrophie surajoutée et alors bienfaisante, qui, dans la suite, reste une menace. Elle nous aide à comprendre cette susceptibilité où demeure le cœur, à subir le retour et la prolongation croissante des mêmes accidents, sous la plus légère indisposition. N'est-ce pas elle, en effet, qui se charge de nous annoncer qu'après la perte de l'équilibre physiologique et de l'intégrité fonctionnelle déjà révélée par la dilatation, l'équilibre anatomique est rompu à son tour?

A la distension et à la dilatation du cœur droit, qui sont des phénomènes d'ordre mécanique et passif, peut donc se joindre l'hypertrophie, qui est un phénomène d'ordre actif, capable d'entraîner la répétition, sinon d'immobiliser les accidents dont il est lui-même la conséquence. En tout cas, son développement semble rare et assez tardif; il se manifeste par des changements dans les caractères du pouls et par une prédominance encore plus marquée des bruits du cœur droit sur ceux du cœur gauche.

Peut-être y aurait-il un rapprochement à faire entre cette dilatation passagère et ces cas d'albuminurie transitoire, dont la production, à la suite d'une indigestion, d'un repas copieux, d'un travail digestif laborieux, a été mis en lumiere par MM. Parkes, Beneke, Rayer, Johnson, etc

III. Troubles pulmonaires. — 1° *Symptômes :* La dilatation des cavités droites s'accompagne, dans les faits que nous étudions, d'un état de gêne respiratoire, variable d'intensité et de caractère. Cette gêne, que ne peuvent expliquer les antécédents des malades, évolue selon les individualités, soit d'une façon continue, soit d'une façon paroxystique.

Dans le premier cas, c'est une légère oppression ; dans le second, une véritable dyspnée procédant même par accès de suffocation.

Oppression : En général, elle s'annonce par une sensation de pesanteur, de plénitude, de constriction vers la region précordiale et épigastrique ; quelquefois la difficulté respiratoire prend la forme d'une anxiété complète qui peut contraindre les malades à prendre la position assise, comme s'il se produisait une insuffisance de l'hématose et une difficulté plus grande pour les vésicules à se vider qu'à se remplir, mais c'est surtout après les repas que l'étouffement peut s'exaspérer, s'accentuer au point de devenir une gène véritable, et s'accompagner parfois de cette toux dite gastrique. qui peut se terminer par des vomissements.

Dyspnée : Dans d'autres circonstances, à l'angoisse et à l'oppression fait place une dyspnée qui peut se manifester par accès, comme deux Observations en font foi.

Cette dyspnée diffère de l'angine de poitrine en ce sens qu'elle ne s'accompagne pas d'une douleur rétrosternale et sus-mamelonnaire, brûlante et pénétrante, qui étreint et qui immobilise, qu'elle ne présente pas d'irradiations, que ses accès sont habituellement diurnes, qu'elle ne semble pas menacer d'une syncope funeste, et qu'elle s'accompagne d'une difficulté à faire pénétrer l'air dans les poumons.

Elle s'accuse, en géneral, dans la région cardiaque par une sensation de gonflement et d'étouffement qu'on retrouve parfois assez analogue chez les asystoliques, mais qui n'a rien de la douleur constrictive de l'angine de poitrine.

Elle présenterait plutôt certains caractères de l'accès d'asthme, comme lui, elle peut s'accompagner d'un certain degre de noctambulisme; comme lui, elle peut s'exagérer par l'effort, la marche et surtout le travail digestif: comme lui enfin, c'est assez rare, elle peut se terminer par une expectoration visqueuse, filante, œrée, mais peu abondante. Aussi, nous nous demandons s'il n'y aurait pas lieu de supposer, dans ces cas, l'existence d'une congestion passagère, analogue a celle qu'on a invoquée dans l'asthme et l'expectoration albumineuse. A l'appui de cette opinion, ne pourrait-on pas apporter le fait des crachats hémoptoiques, dont parle M. Barié, dans l'Observation 8, et que l'on pourrait peut-être assimiler aux cas d'hémoptysie par hypérémie des petites ramifications bronchiques?

2° *Signes :* Ces symptômes d'oppression ou de dyspnée ne répondent qu'a des signes relativement faibles sous l'oreille et à la main.

A la percussion, on trouve une certaine inégalité de sonorité, et à l'auscultation, tandis que l'inspiration est facile, l'expiration est prolongée, comme dans les cas d'emphysème et dans l'asthme. La malade du n° 4, chez laquelle la dyspnée était excessive, présentait, durant ses accès, une diminution bien marquee du murmure respiratoire, en dehors de ce fait, la respiration était dans les autres plutôt puérile, surtout dans la période d'inspiration

Pour revenir à cette femme du n° 4, comme au point de vue général, elle présentait un état d'algidité assez prononcé, il y aurait peut-être lieu, à ce propos, de rappeler l'hypothese de Johnson, qui, pour expliquer les difficultés de l'hématose dans le choléra, a soulevé l'idée d'une sorte de crampe des vaisseaux pulmonaires.

Dans quelle succession sont ces phénomènes dyspnéiques vis-à-vis des troubles gastriques et des troubles cardiaques?

La question est grosse d'ambiguité, si on tient compte des opinions de ceux qui ont traité des affections du poumon et du cœur; mais l'enchaînement des symptômes nous permet de considérer, avec M Potain, ces troubles de la respiration comme une conséquence directe des affections gastriques. C'est à leur occasion, en effet, qu'ils apparaissent, et rien autre chose ne peut les expliquer, en poussant l'examen et en fouillant l'histoire des malades. On ne peut, d'autre part, les attribuer à la dilatation cardiaque : le plus habituellement, il est vrai, c'est bien le cœur qui retentit sur le poumon, mais très souvent aussi c'est le poumon qui, primitivement atteint, réagit sur le cœur.

Dans les faits qui nous occupent, M. Potain pense, en effet, que les troubles de la respiration précèdent les troubles de la circulation, car on les voit apparaître avant que la dilatation ne se soit encore produite, et même quelquefois sans qu'elle se produise jamais.

M. G. Sée a décrit une dyspnée précoce qu'il range parmi les formes larvées des maladies du cœur; nous ne pouvons l'admettre ici, car, en même temps, nous devrions supposer une diminution de l'air et un excès de sang dans le poumon : or, l'auscultation et la percussion nous révèlent plutôt le contraire, si peu significatives que soient leurs réponses.

En somme, le contre-coup des désordres gastriques se manifeste simultanément vers deux organes : vers le poumon, par une difficulte respiratoire plus ou moins intense, et vers le cœur, par une dilatation des cavités droites. Parfois, le poumon seul subit l'atteinte, comme s'il y avait au-dessus de tout cela une de ces questions d'idiosyncrasie organique, que nous devons aborder toujours; mais, lorsque le cœur entre en cause, on trouve sans exception l'existence et l'antériorité des troubles pulmonaires.

IV. Troubles généraux. — Ces troubles, peu précis du reste, accompagnent l'état gastrique cardiaque et pulmonaire et se développent simultanément. Ils s'adressent surtout au système nerveux et se manifestent au moment de leur plus grande acuité par des phénomenes périphériques, tels que sueurs, chez les uns, sensation subjective de froid, état presque algide et cholériforme, chez les autres. Mais c'est exceptionnellement que les choses sont ainsi poussées a l'extrême; ordinairement les malades dont le facies est animé et coloré, dont la peau est sudorale, n'éprouvent qu'un certain sentiment de défaillance et de vertige, d'éblouissements et de la céphalalgie.

Pour nous *résumer*, nous croyons devoir conclure :

1° Qu'il existe une forme de dilatation droite du cœur

dont l'origine remonte à des troubles de l'estomac, tels qu'embarras gastriques, indigestions et dyspepsies ;

2° Que cette dilatation nous paraît être dans un rapport direct de cause à effet avec ces troubles gastriques ;

3° Que son apparition suppose un état de gêne variable du côté de la respiration, dont le développement est en quelque sorte intermédiaire aux accidents digestifs et cardiaques.

CHAPITRE II

Influence de troubles gastriques complexes sur la dilatation du cœur droit

Si l'estomac peut produire la dilatation des cavités droites, quand il est seul et localement atteint, il retentit aussi sur le cœur, quand ses troubles sont secondaires et d'origine soit rénale, soit pulmonaire, soit cardiaque, Nous nous limiterons a l'examen de cette triple influence, confirmée par quelques documents

1° *Troubles gastriques d'origine rénale.*

La coincidence des manifestations gastriques avec les affections rénales est fréquente MM. Guyon et Verneuil en ont fait ressortir les relations dans les maladies des voies urinaires : quant au rôle des néphrites dans les états dyspeptiques, sa réalité est de tous les jours et de tous les auteurs, et le développement d'une urémie a forme gastro-intestinale s'appuie sur trop d'observations pour que son existence puisse être mise en doute. S'il est une question qu'on puisse battre en brèche, ce n'est pas le fait en lui-même, c'est sa pathogénie, sur laquelle nous mentionnons l'hypothese de M. Rendu. Après avoir exposé l'opinion de Treitz et Luton qui admettent une accumulation de produits ammoniacaux dans le tube digestif, celle de Bartels qui admet un œdeme des parois de l'estomac, celle de Wilson, Fox et Fenwick qui croient à une gastrite intertubulaire, il soulève, dans sa thèse d'agrégation, avec réserves, l'idée d'un trouble dans l'innervation, par la présence dans le sang de matériaux de désassimilation. Ces phénomènes sont surtout, il est vrai, du ressort de l'urémie; mais, quelle que soit leur cause, les désordres gastriques se manifestent souvent avant que celle-ci éclate : nous allons donc essayer d'exposer l'influence de ces états dyspeptiques sur la dilatation droite, telle qu'elle nous semble s'exercer dans les deux formes de la maladie de Bright, qui peuvent être ou séparées ou reunies.

Néphrite parenchymateuse. — L'apparition de la dilatation du cœur droit d'origine gastrique dans le cours de cette affection ne semble pas avoir attiré jusqu'ici l'attention. Tous ceux qui ont écrit sur ce sujet tombent d'accord sur l'absence d'une hypertrophie du ventricule gauche : ils relatent bien l'apparition fréquente de troubles arythmiques et d'un état tumultueux du cœur, mais ils se taisent sur les relations qui s'affirment entre l'état gastrique et l'état cardiaque.

M. Charcot cependant a insisté sur l'abaissement possible de l'énergie du cœur à la suite de fatigues corporelles, d'émotions vives ou d'une alimentation mal proportionnée, toutes choses pouvant a ses yeux produire une rupture de l'équilibre circulatoire déja assez instable par le fait même de l'affection rénale.

M. Lecorché a insisté sur l'asthénie du muscle cardiaque, que M Rendu, de son côté, envisage ainsi :

« Quels que soient l'étendue et le degré de désorganisation de l'épithélium renal, ces lésions retentissent peu sur la circulation générale. Pendant la vie, on ne constate aucun signe qui indique une augmentation de tension dans le système circulatoire. Le pouls, d'abord plein et lent dans les premières phases de la maladie, devient progressivement mou et dépressible. La petitesse des pulsations semble en rapport avec le degré de l'hydropisie : les battements du cœur sont également normaux ; plus tard, ils deviennent sourds et obscurs, en raison souvent d'un léger épanchement péricardique, peut-être aussi d'un peu d'affaiblissement ventriculaire Après la mort, on trouve le cœur normal, quelquefois dilaté et flasque. »

M. Rendu donnait ainsi l'état de la question, alors que les recherches de M. Potain ne lui permettaient pas encore de sortir de cette indécision presque favorable et prévoyante. Depuis, la question semble être sortie de l'ornière et, à l'appui de l'apparition possible d'une dilatation des cavités droites dans le cours de la néphrite parenchymateuse, par le fait des troubles gastriques qui peuvent la compliquer, nous présentons ces deux Observations, extraites du service de clinique de Necker.

Obs. IX. — Néphrite parenchymateuse. —Troubles gastriques. Oppression paroxystique. — Dilatation droite.

Zella (Jeannnette), blanchisseuse, entre le 1er mai dans le service de M Potain, salle Sainte-Adélaïde, n° 13, puis n° 17.

Cette malade, âgée de quarante-neuf ans, ne présente aucun antécédent héréditaire; a seize ans, elle a eu une fluxion de poitrine assez prolongée, dit-elle, au moment de l'établissement de ses règles, qui n'ont jamais éte bien régulières Elle

(1) Que MM. Barié, Du Castel et Homolle reçoivent tous nos remerciements, en raison de leur intervention toute aimable et bienveillante, mais dont cette thèse est une preuve trop insuffisante.

a eu deux enfants bien portants. Sa santé a toujours été bonne et jamais elle n'a été sujette aux palpitations et aux rhumes.

Elle raconte qu'il y a deux mois elle s'est aperçue d'une certaine bouffissure de la face, devenue bien plus apparente il y a un mois et demi, a cause d'un œdème manifeste des paupières. Tout semblait avoir disparu, lorsque, il y a une quinzaine, sans refroidissement appréciable, elle a éprouvé, durant deux jours, des frissons repétes : c'est alors que se sont fortement accuses des troubles du côté des voies digestives · elle a perdu l'appétit, a été prise de vomissements alimentaires et bilieux, incessants durant deux jours, repétés depuis, et a éprouvé des douleurs abdominales et gastriques.

En même temps se manifestait de la céphalalgie et une oppression violente, allant parfois jusqu'a des accès de suffocation.

L'œdème a envahi successivement les jambes, l'abdomen, les bras, la face. Elle n'a pas éprouvé de douleurs lombaires.

Examen. — Les urines sont moins abondantes et décèlent une quantité tres notable d'albumine.

Les poumons n'offrent rien d'anormal.

Le pouls est petit, mou, dépressible

La matité precordiale est accrue ·

Diamètre transversal.....	15	centimètres.
Diamètre vertical........	10	—

Il existe un bruit de galop caractéristique de la dilatation des cavités droites.

Le deuxième bruit est très accentué vers le deuxième espace intercostal gauche.

On met la malade au régime lacté.

3 *mai.* — Les vomissements ont cessé depuis son entrée.

L'œdème des jambes est très peu accentué, il n'a jamais été très grand, du reste.

L'oppression est un peu moindre, ainsi que l'accentuation du deuxieme bruit de l'artère pulmonaire.

10 *mai.* — Le bruit de galop persiste, ainsi que l'accentuation du deuxième bruit vers le second espace intercostal gau-

che La pointe du cœur est à 2 centimetres en dedans de la marque primitive.

La malade sortit quelques jours apres, très améliorée

Obs. X — 1° Néphrite parenchymateuse — Troubles gastriques et dilatation des cavites droites,
2° Forme mixte de la maladie de Bright. — Predominance de l'hypertrophie gauche. — Accidents urémiques. — Mort.

Houssin, domestique, entre le 6 mars dans le service de M. Potain, salle Sainte-Adélaide, n° 18.

1er *sejour.* — C'est une jeune fille de dix-huit ans, lymphatique : reglée à dix-sept ans, au bout d'une année elle ne vit plus ses époques. Sa mère est morte de la poitrine.

Elle est entrée à l'hôpital, il y a dix-huit mois, pour une douleur abdominale.

Il y a trois mois qu'elle a commencé à éprouver des maux de tête, de la fièvre, des malaises, des douleurs lombaires, ses digestions devinrent aussi très pénibles; elle eut des nausées et des vomissements fréquents.

Depuis quinze jours, elle se plaint de vertiges, de troubles de la vue, de bouffissure de la face, d'œdème léger des membres inferieurs.

Tout cela a évolué progressivement et subsiste tel. Pas de polyurie.

En examinant la malade, on trouve le pouls régulier, un peu brusque, 92 pulsations. Pas de souffle au cœur

La pointe presente une impulsion assez forte, elle bat dans le cinquième espace, elle est déviée vers la gauche. La matité préeordiale est accrue.

Le deuxième bruit est accentué vers le deuxième espace intercostal, a gauche du sternum.

Il y existe un léger souffle continu dans les vaisseaux du cou.

Elle se plaint d'une sensation d'oppression sans accélération de la respiration. Rien dans la poitrine. Albumine dans les urines.

Le ventre est indolent. Elle présente de l'amblyopie.

Diagnostic — M. Potain attribue la dilatation du cœur droit à l'existence des troubles gastriques, développés eux-mêmes à la suite de la néphrite parenchymateuse

La malade resta environ un mois dans les salles, soumise au regime lacté, l'albumine disparut Elle s'amelıora d'une façon suffisante pour qu'on consentît à l'envoyer au Vesinet, le 10 avril.

Deuxieme séjour — Le 16 avril, elle dut rentrer (n° 13). A la suite d'un refroidissement, elle fut reprise de ses accidents rénaux et gastriques, puis surtout de douleurs rhumatismales tres aigues et très rebelles, qui occuperent successivement l'articulation temporo-maxillaire, l'extrémité des membres supérieurs, puis des membres inférieurs.

Dans les premiers jours, elle présenta de la fièvre, un peu de subdelirium, une polyurie legere et de l'albumine dans les urines

Mais bientôt les phénomènes renaux et gastriques furent masqués derrière les accidents rhumatismaux.

Cette malade resta plus de trois mois dans les salles, souffrant de douleurs cruelles qui voyagèrent sans s'amoindrir.

Les petites articulations des mains furent envahies, mais les interosseux furent surtout atteints. Cet état s'accompagna d'une sorte de contracture des extrémites . d'abord le rhumatisme se borna aux regions et aux muscles innervés par le nerf cubital, puis sembla prédominer vers les insertions tendineuses · les mains furent surtout atteintes

Apres les extrémités supérieures, les pieds furent pris à leur tour et identiquement de la même façon.

Il y eut en somme dans ce fait une sorte d'élection vers les extremites, et quelque chose qui put le faire comparer à de la tetanie

27 juin — Se sentant améliorée, la malade voulut sortir avant hier · elle rentra tard, fatiguée et mouillée

Dans la journée, elle eut huit attaques d'éclampsie urémique : les secousses convulsives se manifestèrent surtout à la face, aux bras et aux jambes.

Beaucoup d'albumine dans les urines.

28 *juin* — 27 respirations, 165 pulsations, T = 37.*x*.

Elle est plongée dans un état comateux, sans connaissance, mais sans parésie, ni anesthésie La région lombaire est douloureuse. Rien aux poumons

A la mensuration { bord droit du cœur = 12 cent
bord gauche du sternum = 13 cent.

Traitement. 0.50 calomel et scammonée, 6 ventouses scarifiées à la région lombaire.

29 *juin*. — Dans la journée d'hier, elle a eu trois attaques éclamptiques consistant en convulsions dans les membres, mouvement des yeux, morsure de la langue, écume a la bouche. La face est pâle, puis cyanosée dans l'attaque.

25 grammes d'albumine par litre.

Traitement : nouvelle application de ventouses.

4 *juillet*. — Mort, precédée d'une dypsnée extrême, expliquée par l'hépatisation des poumons.

Remarques. — Cette malade, entrée pour une néphrite parenchymateuse, le 6 mars, présentait à ce moment une prédominance très marquée d'une affection des cavités droites d'origine gastrique, par rapport aux cavités gauches. Peu à peu, à la forme parenchymateuse succéda la forme mixte et, dès lors, l'hypertrophie ventriculaire gauche augmenta peu à peu dans les proportions constatées à l'autopsie. La dilatation des cavités droites, qui fut surtout accentuée au moment où les accidents gastriques et rénaux du début existaient à leur maximum d'intensité, diminua dans la suite et sembla céder la place à l'hypertrophie du ventricule gauche, à mesure que la sclérose envahissait davantage le rein.

A l'époque où la dilatation droite prédominait, les lésions pulmonaires et les accidents uremiques ultimes n'existaient pas; ils n'apparurent que dans les derniers ours et n'influencèrent en rien le cœur droit.

Autopsie — *Reins :* Poids du rein droit, 95 grammes, du reins gauche, 80 gr. — peu d'adhérences à la capsule ; la surface est granuleuse d'aspect, blanchâtre avec étoile de Veheyrein ; la substance corticale est jaune et atrophiee à la coupe ; la substance médullaire légerement congestionnée.

Foie, 1150 gr. — Il est un peu graisseux, ferme sous le doigt.

Rate : Petite, résistante. elle offre un peu de perisplénite.

Intestins : Congestionnés.

Poumons : Il existe à la base un peu de congestion ; dans le lobe inferieur du poumon droit, on trouve un noyau d'hépatisation qui occupe à peu pres le tiers du poumon.

A la partie supérieure, ils sont légèrement emphysémateux.

Cerveau : Les meninges sont injectées ; dans la substance grise, surtout à la partie supérieure et externe du cerveau, on trouve de nombreuses ponctuations hémorrhagiques, disséminées irrégulièrement des deux côtés, mais sans predominance plus marquée à gauche qu'à droite ; ces ponctuations offrent l'aspect d'anévrysmes miliaires.

A la base du cerveau existent des foyers d'apoplexie capillaire assez rares, le plus considérable a le volume d'une grosse lentille et renferme un sang noir et fluide

Le centre ovale est légèrement congestionne ; les noyaux gris centraux et le cervelet ne presentent point d'altération notable

Dans la protubérance gauche, on trouve une petite infiltration sanguine du volume d'un grain de chénevis. Le bulbe et la protuberance présentent de la congestion.

Pas de liquide dans les ventricules, pas de ramollissement de la paroi ventriculaire.

Aorte : Ses parois sont tres épaisses (3 millimètres).

Cœur : Les orifices sont normaux, les valvules intactes. Hypertrophie très prononcee du ventricule gauche.

Poids : 280 grammes.

Capacité : Gauche, 16 c c.

Capacite. Droite, 37 c. c

Poids du ventricule droit : 45 gr.

Poids du ventricule gauche : 205 gr.

Nota. D'après les recherches, inédites encore, de M. Du Castel, la dilatation du cœur droit d'apres ces chiffres existe, mais peu accentuée; l'hypertrophie gauche est, au contraire, très marquée. Tous ces phénomènes s'identifient, comme caractères et comme relations, à ceux que nous avons déjà décrits.

En somme, si l'hypertrophie du ventricule est une conséquence fatale de la néphrite interstitielle, la dilatation des cavités droites est, de son côté, une complication assez fréquente de la néphrite parenchymateuse. A ces deux états rénaux correspondent donc deux états cardiaques. S'ils produisent ainsi deux effets différents, c'est qu'ils s'adressent à des moyens divers : dans la forme scléreuse, en effet, on observe, en quelque sorte, une action directe et nécessaire sur le cœur, tandis que dans la néphrite parenchymateuse, c'est une action indirecte et accidentelle. Celle-ci cause l'hypertrophie ventriculaire gauche, surtout par l'excès constant, progressif qu'elle apporte dans la tension aortique, mais qui n'est pas sans rapport non plus avec l'altération des parois vasculaires, avec les modifications dans la constitution sanguine et dans la circulation capillaire périphérique, avec une influence spinale encore peu connue. Celle-là, au contraire, produit la dilatation du cœur droit par l'intervention de troubles dyspeptiques.

L'absence assez fréquente de ces troubles dans le cours de la néphrite parenchymateuse nous explique l'absence possible de la dilatation; mais, quand ils apparaissent, c'est avec un caractère d'intensité, d'intolérance et de brusquerie favorable au développement des accidents cardio-pulmonaires dont nous nous occupons. De plus, l'état gastrique est la seule cause que nous devions invoquer Souvent on doit soupçonner le cœur et le poumon; mais ici l'absence de myocardite, d'endocardite, de péricardite récentes ou anciennes, met le cœur hors de cause; le défaut de congestion pulmonaire, de pneumonie ou d'épanchement pleurétique suffisent à écarter l'influence du poumon.

Peut-être pourrait-on croire à une manifestation urémique?

Ce passage (1) nous montre la similitude possible de la dyspnée de l'urémie et de la dyspnée d'origine gastrique liée à la dilatation du cœur droit. « Caractérisée quelquefois par une dyspnée progressive, l'urémie se révèle dans d'autres circonstances par des phénomènes qui ont la plus grande ressemblance avec une attaque d'asthme véritable, car, comme cette dernière, ils peuvent apparaître tout à coup, revêtir le type intermittent et provoquer les mouvements respiratoires les plus intenses; mais, contrairement à l'asthme ordinaire, ils sont quelquefois accompagnés ou suivis de vomissements. Notons que l'attaque d'urémie s'accompagne d'un abaissement général de la température. Cette algidité, dans laquelle succombent souvent les malades, permet de différencier les accidents urémiques de ceux qui se lient à des lésions matérielles des centres nerveux. »

Nous ne croyons pas que cette opinion supporte un examen minutieux, car la dilatation du cœur précède le plus souvent l'apparition des accidents toxémiques (Obs 10) et se développe même sans qu'ils se manifestent jamais. Elle en reste donc distincte, à nos yeux et son

---

(1) Article *Rein*. (*Dict encyclop. des sciences médicales*, p 207)

origine gastrique reste debout. Nous ne devons pas nier cependant le rôle favorable que l'urémie semble exercer. Exagérant les troubles gastriques et pulmonaires, elle peut provoquer, par suite, l'insuffisance tricuspidienne et l'asystolie.

Tout cela contribue à montrer dans quel cercle vicieux évoluent les accidents. Le cœur se dilate, en effet, par le fait de l'état gastrique qui complique parfois la néphrite; sa dilatation determine une certaine gêne de la circulation en retour et une stase veineuse qui, augmentant les troubles du côté du rein, accroît du même coup les désordres de l'estomac. Cette stase rénale devient même une des causes qui, au processus rénal congestif du début, fait succéder un processus irritatif de la trame conjonctive, aboutissant a une sclérose partielle de l'organe (Obs. 10).

Forme mixte. — Dans cette forme, deux éléments sont a considérer : 1° l'action directe de la néphrite interstitielle qui produit l'hypertrophie du cœur gauche; 2° l'action indirecte des troubles gastriques intercurrents qui entraînent la dilatation du cœur droit L'Observation 10 est une preuve en faveur de cette opinion. Ce double retentissement cardiaque chez le même individu donne un aspect spécial aux symptômes le pouls prend les caracteres de l'une et l'autre lésions, la pointe subit un abaissement et une déviation qui mesurent a la fois l'intensité de l'hypertrophie et l'intensité de la dilatation.

En général, l'hypertrophie du ventricule gauche est légère et persistante dans ces cas ; la dilatation des cavités droites, au contraire, peut être très marquée, mais elle n'a que la durée de sa cause, elle est transitoire et passagère comme elle, ordinairement.

Néphrite interstitielle. — Ici, le ventricule gauche est le plus souvent atteint et son hypertrophie domine; tandis que, en nous reportant aux faits publiés, la dilatation droite semble exceptionnelle. C'est que, dans la forme scléreuse de la maladie de Bright, les troubles gastriques paraissent revêtir des caractères spéciaux et défavorables. Au point de vue anatomique, l'estomac subit, en effet, des altérations progressives, lentement et profondément envahissantes, au point de vue fonctionnel, ces altérations évoluent a la sourdine, silencieusement et sans éclat En un mot, il semblerait que la sélérose, qui s'attaque aux parois de l'estomac, étouffe pour ainsi dire la voix de ses souffrances. Certainement, nous ne présentons cette opinion qu'avec réserve, mais si hypothétique qu'elle paraisse, elle est assez rationnelle pour que nous la risquions

Quoique rare, la dilatation peut cependant apparaître. MM. Potain et Rendu, dans leur article « sur le cœur, » citent a ce propos un cas de Budd : il s'agit d'une femme de vingt-neuf ans, atteinte depuis depuis deux ans de dyspnée dont on taisait l'origine; elle succomba avec tous les signes d'une insuffisance tricuspidienne, et a l'autopsie on constata une néphrite interstitielle.

Nous ne nions pas l'obscurité pathogénique de ce fait; nous ne faisons que le constater sans lui chercher une interprétation. De semblables exemples nous seraient faciles à présenter, ils ne prouveraient, en somme, que le développement possible de la dilatation du cœur droit, sans éclairer davantage son origine.

L'Observation n° II, relatée à la suite, est une preuve décisive en faveur de la pathogénie gastrique que nous défendons. Nous remarquerons cependant que, chez le malade en question, les accidents rénaux ont eu une marche assez rapide et que l'allure des troubles dyspeptiques s'en est peut-être ressentie

Conclusions. — 1° Nous croyons que dans, la maladie de Bright les troubles gastriques peuvent entraîner le developpement d'une dilatation du cœur droit soumise à leur propre durée ;

2° Que cette dilatation se rencontre surtout et seule dans la néphrite parenchymateuse ;

3° Que, dans les formes mixte et scléreuse, elle peut évoluer parallelement à l'hypertrophie du ventricule gauche ; mais tandis que l'une est persistante, l'autre est, en général, transitoire.

Obs XI. — Hypertrophie et dilatation générale du cœur sans lésions d'orifice, developpee à gauche sous l'influence d'une néphrite interstitielle, à droite sous l'influence de troubles gastriques.

Dubuc (Stanislas), âgée de 67 ans, cocher, entré le 29 mai 1879 dans le service de M Potain, salle Saint-Luc, n° 32.

C'est un homme vigoureux, dont la sante a toujours éte bonne, et qui avait toujours eu jusqu'alors des digestions excellentes.

Son père est mort de la poitrine. Quant à lui, il n'a jamais eu le moindre trouble circulatoire ou pulmonaire

Il n'est ni alcoolique, ni urinaire

Le debut de sa maladie remonte, dit-il, a trois mois, mais, depuis longtemps, il etait tourmente par une insomnie persistante. (Il ne dormait que trois heures)

Il y a trois mois, il a commencé a epro ver une sorte de sensation constrictive vers l'abdomen, qui, augmentant peu a peu, a pris la forme d'une anxieté sous-sternale fatigante. Cette angoisse a marche de pair avec l'apparition de troubles dyspeptiques, si bien que, pour l'éviter, il s'est habitué à une fragmentation alimentaire et a dû multiplier ses repas. La nuit, son repos est troublé, et à chaque instant il est chassé du lit par l'imminence d'un étouffement A côté de ce noctambulisme respiratoire, il éprouve aussi un noctambulisme urinaire, non pas qu'il ait de la polyurie, mais sa miction est devenue beaucoup plus fréquente, et il se leve pour uriner cinq à six fois par nuit

Ses troubles digestifs ont augmente beaucoup dans ces derniers temps, c'est son plus grand sujet de plaintes, à cause de la gêne respiratoire qui suit ses repas.

Il a quelques douleurs vagues en ceinture, mais n'a jamais éprouve d'etourdissements, de maux de tête, de bouffissure de la face. Il a eu quelquefois de l'œdeme des membres inférieurs.

En examinant ce malade, on lui trouve un *cœur* volumineux .

Mensuration de la matité . { Bord droit du cœur 0m18
Bord gauche du sternum 0m13

La pointe bat a 12 centimètres du bord gauche du sternum, elle est abaissée.

Les bruits du cœur sont un peu sourds, mais il n'y a aucun souffle.

Le deuxième bruit est éclatant au foyer d'auscultation de artère pulmonaire.

Vers le foyer aortique, les bruits sont peu accentues

A la main et a l'oreille, on a un bruit de galop.

La respiration est nette, distincte, douce.

Aujourd'hui, il n'y a aucune trace d'albumine dans l'urine, mais une grande quantite de sels en dépôt. Pas de trace de sucre.

On le met au régime lacté exclusif.

Réflexions — A propos de ce malade, M Potain montre que deux élements se sont succédé chez lui pour produire deux effets différents : l'un, primitif, c'est la néphrite interstitielle, qui, bien que légere, a déterminé une hypertrophie du ventricule gauche très peu accentuée ; l'autre, secondaire, c'est l'état de l'estomac qui, par ses désordres dus à l'influence rénale, a entraîné une dilatation des cavités droites.

Ce malade, que nous n'avons pu suivre, mais sur lequel M Barié nous donna quelques renseignements, put sortir dans la suite, tres amélioré par le régime lacté et ne présentant aucun signe de dilatation droite.

TROUBLES GASTRIQUES D'ORIGINE PULMONAIRE

1° *Tuberculose.* — Nous n'insisterons pas sur l'existence et la fréquence de la corrélation des états dyspeptiques avec la phthisie le fait est indéniable. mais l'interpretation en reste toujours obscure.

Deux théories sont surtout en présence pour en fournir l'explication : 1° l'une, nerveuse, s'appuie sur l'autorite de M. Vulpian ; elle admet une irritation des extrémités des nerfs pneumogastriques dans le tissu du poumon, entraînant a sa suite des troubles réflexes de sécrétion stomacale ; 2° l'autre, circulatoire, suppose que les desordres de l'estomac sont dus a une gêne de la circulation pulmonaire, produisant vers les viscères une congestion passive avec ses conséquences.

Ces hypothèses peuvent bien s'appliquer aux cas où les troubles gastriques apparaissent dans le cours de la tuberculose et semblent consécutifs à son développement ; ce qui leur donne même une portée plus grande, c'est ce fait de symptômes digestifs annonçant souvent du côté du poumon une gravité, une évolution d'autant plus rapide des accidents, qu'ils sont de leur côté plus intenses, mais elles éclairent moins la pathogénie de cette intolérance gastrique qui peut marquer le début de la tuberculose et qui en est considérée, par les uns comme la cause, par les autres comme l'effet S'il est vrai, comme le croient Andral, MM Herard et Cornil, qu'on doive refuser a l'estomac toute action primitive et qu'on doive ranger toujours ses désordres fonctionnels dans la période prodromique de l'affection tuberculeuse, la théorie de M. Vulpian satisfait encore l'esprit; autrement, elle exigerait au moins une sorte d'interversion portant sur le point de départ et le point d'arrivée du réflexe.

Sans nous égarer davantage à la poursuite d'une interprétation, nous devons nous demander *quelle est l'influence sur le cœur de ces états dyspeptiques* chez le phthisiques.

M. Potain croit qu'ils retentissent sur le cœur droit par un mécanisme analogue à celui qu'on doit invoquer pour les troubles gastriques simples et d'origine rénale.

Son opinion est fondée sur plusieurs faits qu'il a analysés dans ses leçons ; M Barié nous a communiqué l'Observation 12, que nous présentons et qui est un exemple frappant de dilatation des cavités droites d'origine gastrique.

Toute autre cause des accidents cardio-pulmonaires doit être exclue en raison de la durée, des symptômes et des caractères de ceux-ci. L'état du poumon n'autorise pas le soupçon d'une de ces poussées congestives qui accompagnent souvent le développement des tubercules et qui, dans leurs formes asphyxique, dyspneique ou suffocante, peuvent se compliquer d'une dilatation droite. Cet état congestif, en effet, a ses signes caractéristiques, dont ici la percussion et l'auscultation ne justifient pas l'existence.

La production possible d'une dilatation droite du cœur d'origine gastrique aide à nous expliquer la confusion qui a régné jusqu'ici sur la question de l'état cardiaque dans la phthisie, question qui n'a pas encore reçu de solution décisive.

Senac, Portal y avaient admis une dilatation habituelle du ventricule droit. après eux, Louis, Bizot, Peacock firent adopter l'idée, généralement répandue aujourd'hui, d'une atrophie cardiaque M. Jaccoud a posé comme règle générale dans cette affection une surcharge des cavités droites poussée souvent jusqu'à la dilatation et même l'insuffisance tricuspidienne. C'est rejeter bien loin l'antagonisme ancien des maladies du cœur et des lésions tuberculeuses. Cette dilatation droite, liée à la phthisie, peut s'expliquer facilement, d'une part par l'obstacle à l'hématose crée par des altérations pulmonaires étendues, d'autre part par la formation d'adhérences pleurales, par une complication emphysémateuse, par le rétrécissement de l'artère pulmonaire habituel en semblable circonstance, d'après Band, Solmon, Stolker, C. Paul et Lebert.

Malgré tout, l'opinion de M. Jaccoud n'est qu'exceptionnellement admise dans la forme lente. Dans la phthisie aigne, M. Parrot décrit comme fréquente la dilatation droite avec asystolie.

Mais notre but, en retraçant ces divergences, n'est pas d'éclaircir une question flottante entre la dilatation droite et l'atrophie du cœur; nous ne voulons, en somme, introduire dans le debat qu'un élément nouveau et nous croyons que la dilatation du cœur d'origine gastrique chez les phthisiques doit avoir sa place a part dans le groupe des troubles cardiaques qu'ils présentent.

Du reste, les contradictions des auteurs ne peuvent être qu'apparentes, en ce sens qu'on peut rencontrer durant la vie une augmentation des cavités droites qui a évolué sans laisser de trace et a disparu à la mort; en ce sens encore qu'aux diverses formes de la tuberculose pulmonaire peuvent correspondre des divers états du cœur, dominés eux-mêmes par les prédispositions individuelles

OBS. XII Recueillie par M E. Barie, chef de clinique de Necker. — Tuberculose pulmonaire, troubles gastriques Accès de dyspnee. — Dilatation droite temporaire

Gaumont, blanchisseuse, âgee de dix-huit ans, entre le 18 janvier 1879 dans le service de M Potain, salle Sainte-Adélaide, n° 11.

Sa mère est morte de tuberculose pulmonaire.

Le debut de sa maladie remonte à 4 ou 5 mois : ses règles sont devenues irrégulières et, a la suite d'un rhume neglıgé, elle a commencé à perdre ses forces, à maigrir et à se plaindre de quelques transpirations nocturnes.

Il y a un mois, s'etant exposée à un refroidissement, la toux a augmente, depuis, chaque soir, elle éprouve un peu de fièvre. Elle raconte avoir eu une hémoptysie abondante et avoir arrêté son travail depuis huit jours.

Etat actuel. — Temp. 38° 2 le soir , 96 pulsations

En dehors de sa toux et de sa dyspnée, elle se plaint de céphalalgie et d'une douleur vers le côté gauche du thorax.

La langue est blanche.

On constate au sommet du poumon gauche, surtout en avant, sous la clavicule, les signes d'un ramollissement du parenchyme pulmonaire, c'est-a-dire matite et râles sous-crépitants à grosses bulles, surtout marqués dans les inspirations qui suivent les efforts de la toux

Du côté droit, la lésion tuberculeuse semble avoir evolué moins rapidement qu'a gauche, car on n'y rencontre qu'une submatité légere, une expiration soufflante et quelques craquements secs.

Rien au cœur En dehors du parenchyme pulmonaire, aucun signe de tuberculose en évolution

Durant les quatre premiers mois de son séjour à l'hôpital, la malade n'a rien offert de particulier dans son histoire la tuberculose a évolué lentement et sous l'influence du repos, des toniques, d'une série de vesicatoires appliques aux sommets du thorax Les signes locaux subirent un certain amendement, et l'etat genéral s'améliora beaucoup

7 *mai.* — Elle commence à se plaindre de troubles digestifs, de gastralgie et d'inappetence.

1er *Acces dyspneique* — 12 *mai* — Vingt minutes après l'ingestion de quelques gâteaux qu'on lui a apportés du dehors, la malade est prise d'étouffements qui la forcent a rester assise sur son lit et penchée en avant Elle se plaint de palpitations cardiaques et de douleurs dans la partie gauche du thorax. Au moment ou je pus la voir, à la visite du soir, la crise durait depuis pres d'une demi-heure, la malade a quitté son lit en proie à une vive dyspnée et ne pouvant rester assise.

Elle a 34 respirations par minute ; les mains sont froides, la face un peu cyanosée, la température axillaire est de 36° 7

La pointe bat à un peu plus de 0,07 centim. du bord gauche du sternum ; les battements cardiaques sont précipités ; le 2e bruit, clair, bref, vibrant, est particulierement accentué au niveau du foyer des bruits de l'artère pulmonaire, du reste, aucun bruit anormal Le pouls est petit, fréquent.

Mensuration du cœur · { Bord droit du cœur.... 0 145
Bord gauche du sternum 0.12

La pointe est à 0 075 du bord sternal.

La malade est alors mise au regime lacté exclusif. Le lendemain, la rémission des accidents dyspnéiques était constatée.

2e *Accès dispnéique* — 19 *mai* — Fatiguée du régime lacté et n'éprouvant plus aucune gêne respiratoire et gastrique, la malade mange, à l'insu de la sœur de service, quelques feuilles de salade Dix minutes à peine se sont écoulees, que surviennent de violents acces de dyspnée : 40 respirations, pouls 104, soulevement brusque de la pointe qui bat tres en dehors du mamelon ; accentuation manifeste du bruit diastolique à gauche du sternum.

La malade, ayant souffert ainsi pendant plus d'une heure, promet de ne plus faire d'infraction au régime lacté, et, pendant pres de trois semaines, n'eprouve plus d'accidents dyspneiques

3ᵉ *Accès dyspnéique* — *2 juin* — Cédant à ses sollicitations, la sœur lui donne un petit morceau de viande rôtie, dont l'ingestion fut bientôt suivie des mêmes accidents relatés ci-dessus.

Depuis, la malade n'a cessé de suivre le traitement. Pendant plus de vingt jours, elle n'a pris que du lait.

A l'instant actuel, le regime de l'hôpital est supporté par la malade · elle éprouve, à la suite des repas, encore un peu d'oppression, mais use des plus grandes précautions au point de vue alimentaire.

La pointe du cœur bat, en juillet, à 5 centimètres du bord gauche sternal ; la mensuration donne les résultats suivants

Bord droit du cœur................	$0^{m}.13$
Bord gauche du sternum..........	$0^{m}.10$

Les bruits sont nets, bien frappés, sans accentuation notable du bruit diastolique à gauche.

Je n'insiste pas sur les signes de tuberculose, qui sont restés stationnaires depuis plus de trois mois.

2° *Diverses affections pulmonaires :* 1° *Chroniques* — L'action primitive des affections pulmonaires sur le cœur droit n'est plus en discussion. M. Gouraud a montré que cette influence active du poumon vis-à-vis du cœur grandit ou s'atténue selon que la cause de gêne dans la circulation pulmonaire est faible ou intense. Parmi ces causes de dilatation droite, la dilatation bronchique tient le premier rang, et il est d'autant moins usurpé que la sclérose chronique parenchymateuse, qui en est presque inséparable, a circonscrit davantage le champ de l'hématose et accru en proportion la tension dans l'artère pulmonaire L'emphysème du poumon, qui participe aux mêmes lésions, participe de son côté aux mêmes manifestations cardiaques. Dans ces diverses affections, les mêmes craintes d'asystolie avec insuffisance tricuspidienne sont donc également légitimes, et pour cela il suffit, en général, d'une ou plusieurs poussées de bronchite intercurrente.

Mais l'aggravation dans la marche de la dilatation droite d'origine pulmonaire ne reconnaît pas toujours pour cause une exagération dans l'état du poumon : les désordres gastriques peuvent aussi occasionner des attaques asystoliques et produire sur un cœur déjà atteint et dilaté l'effet que détermine soit une bronchite. soit une émotion morale, soit un surmènement.

L'estomac intervient d'autant plus volontiers dans le cours de ces affections pulmonaires chroniques, suivies de dilatation cardiaque avec hypertrophie, que ses troubles sont eux-mêmes plus fréquents, favorisés, accrus par l'irrigation toujours défectueuse de ses parois dans ces circonstances.

2° *Aigues.* — Dans les affections aigues comme dans les précédentes, les troubles gastriques peuvent éveiller ou exagérer des accidents dont les troubles pulmonaires avaient été considérés jusqu'ici comme les seuls fauteurs.

C'est ainsi que, dans les pneumonies, la dilatation des cavités droites peut avoir une double origine · 1° ou l'altération du poumon, qui a rétréci le champ de l'hématose et accru la tension dans l'artere pulmonaire; 2° ou la perturbation gastro-hépatique qui souvent l'accompagne. Cette dilatation peut être très accentuée; mais, soumise à l'évolution des accidents pulmonaires ou digestifs, elle ne survit pas à ceux-ci

Nous pourrions aussi rechercher dans certaines maladies qui évoluent par accès, comme l'asthme et la coqueluche, etc., l'influence des troubles gastriques sur les phénomènes cardio-pulmonaires, mais, n'ayant aucune Observation à l'appui de notre opinion, nous préférons nous tenir sur la réserve.

3° *Troubles gastriques d'origine cardiaque.* — Que les troubles gastriques soient consécutifs aux affections du poumon ou du cœur, ils conservent à nos yeux la même influence pathogénique sur la dilatation droite.

M. Vulpian attribue ces troubles gastriques survenus chez les cardiaques : 1° à une action mécanique entraînant une irrigation défectueuse des parois de l'estomac, et consistant tantôt dans une anémie, tantôt dans une congestion, 2° à une action réflexe. Il se produit, en effet, sur l'endocarde, où semblent se terminer les nerfs dépresseurs de Cyon, une impression particulière par suite de la stase sanguine · les extrémités de ces nerfs, excitées, transportent l'impression au bulbe par le pneumogastrique, aux fibres nerveuses vaso-dilatatrices du grand splanchnique par la moelle. D'où dilatation des vaisseaux et perturbations fonctionnelles des éléments sécréteurs de l'estomac

M. Raymond, dans sa thèse d'agrégation, a mis en évidence les particularités qui s'attachent aux états dyspeptiques liés aux affections cardiaques. Il pense . 1° qu'ils sont surtout accentués dans les cas de lésions aortiques, mitrales et pulmonaires, particulièrement lorsque le cœur droit est atteint ; 2° que l'asystolie les exagère; 2° qu'ils précèdent parfois la phase d'affaiblissement de l'organe et qu'ils peuvent être le prélude de l'attaque d'asystolie, 3° qu'ils sont parfois la seule manifestation de l'affection cardiaque; 5° qu'ils ne sont pas une conséquence nécessaire de son existence.

C'est la, en somme, proclamer les rapports des maladies du cœur et des troubles gastriques, soumis à des prédispositions individuelles et organiques différentes; mais c'est peut-être voiler un peu le rôle actif des perturbations fonctionnelles de l'estomac, qui non-seulement peuvent être le prélude de l'attaque asystolique, mais peuvent en être la cause occasionnelle. L'Observation qui suit nous en offre une preuve suffisante.

Obs. XII. — Péricardite très légère chez une dyspeptique — Oppression excessive et dilatation des cavités droites avec insuffisance tricuspidienne.

Dans une de ses leçons, M Potain a fait l'histoire de Mme X. , déjà âgée, près de laquelle il avait eté appelé par un collègue.

Cette malade etait excessivement et depuis longtemps dyspeptique, lorsqu'elle fut prise d'une oppression excessive avec irrégularité des mouvements du cœur · elle présentait de plus un souffle systolique vers la pointe, à propagation épigastrique, et une dilatation très marquee des cavités droites, allant jusqu'a l'insuffisance de la valvule tricuspidienne, avec oscillations caractéristiques des jugulaires et battements hépatiques A peine existait-il un peu de fièvre. Les jambes étaient enflées C'était la première fois que semblables accidents se produisaient chez cette malade, sans qu'aucun antécédent héreditaire ou personnel pût l'expliquer. Pas de rhumatisme

Effrayé, le médecin habituel fit appeler M Potain, qui reconnut l'existence de quelques petits frottements. Il admit donc une péricardite très légère, développée sous l'influence d'un refroidissement, mais tout à fait insuffisante pour expliquer par elle même l'intensite des phénomènes cardiaques; aussi, sachant d'expérience que certains malades sont prédisposés par l'état de leurs voies digestives au développement et à l'exagération de la dilatation des cavités droites, il admit que chez cette dame, les troubles gastriques ayant préparé des longtemps une grande susceptibilité cardiaque, et trouvant en quelque sorte dans la pericardite l'occasion et le prétexte de se manifester, avaient entraîné ces phenomenes de dilatation et d'insuffisance tricuspidienne

Le traitement contrôla son opinion, et cette malade, soumise au régime lacté, présenta peu à peu une diminution de volume du cœur et des symptômes de l'insuffisance valvulaire. La pointe du cœur revint peu à peu à sa position normale, à mesure que les fonctions gastriques s'amelioraient davantage.

Des troubles gastriques, qui ne sont qu'une conséquence de l'état cardiaque, peuvent donc, par contrecoup, réagir sur leur propre cause, et par une action réciproque ou synergique faire éclater du côté du cœur des phénomenes asystoliques Souvent même un régime défectueux, un vice d'alimentation peut déterminer des accidents cardiaques ultimes, que n'avaient pu entraîner des poussées congestives et apoplectiques du poumon

D'après Da Costa « le cœur forcé » des jeunes soldats a assez fréquemment pour origine les troubles digestifs qui sont la conséquence de l'alimentation en campagne et dont l'influence est favorisée encore par des fatigues de toutes sortes. Seitz et Bernheim relatent, du reste, dans le surmènement quelques-uns des symptômes que nous avons déja décrits, tels qu'un sentiment de pesanteur et de plénitude à la région épigastrique, des palpitations, une dyspnée constante qui peut prendre la forme de crises asthmatiques.

La grossesse a une influence incontestée sur le développement d'une hypertrophie transitoire du cœur gauche; les travaux de Larcher, Menière, Ducrest, Duroziez, Zambaco ne laissent aucun doute à ce sujet. Quoique n'ayant aucun fait précis d'Observation a faire valoir, nous nous demandons cependant si les phénomènes de surcharge véneuse du côté du cœur droit qu'on voit quelquefois se produire et alterner avec des manifestations dyspnéiques ou syncopales et des palpitations, ne reconnaîtraient pas pour cause les actes dyspeptiques intenses et habituels inhérents à la gestation.

Ce que nous disions du surmènement et de la grossesse ne peut être présenté et considéré ici qu'a titre d'hypothèse et de rapprochement.

Conclusions. — 1° Chez les tuberculeux, les troubles dyspeptiques peuvent être l'occasion de phénomènes cardio-pulmonaires consistant en dyspnée et dilatation droite, et indépendants des altérations spécifiques du poumon ;

2° Dans l'emphysème, la dilatation des bronches, la sclérose, les bronchites chroniques, les pneumonies, l'altération des fonctions digestives peuvent exagérer subitement la dilatation droite déjà existante, et être le point de départ d'une attaque asystolique ;

2° Les troubles gastriques qui interviennent dans le cours d'une affection cardiaque agissent de la même façon.

CHAPITRE III

PATHOGÉNIE

Cette question pathogénique des phénomènes cardio-pulmonaires d'origine gastrique est entourée d'obscurité ; aussi nous serons bref et n'envisagerons que certaines opinions qu'on peut ou qu'on a soulevées ; les faits subsistent toujours aux hypothèses qu'on a mis toute son industrie a élever et que d'autres mettent toute leur insouciance à détruire.

1° L'influence d'une *action mécanique* ou par contiguite de l'estomac sur le cœur ne résiste pas à l'examen. Certes, une distension exagerée de l'estomac par des gaz ou des aliments produit un soulevement en masse des organes intra-thoraciques, qui peut se traduire par des palpitations, une déviation de la pointe, de la dyspnée ; mais il y a loin de ces symptômes a l'augmentation de volume du cœur, à l'accentuation du deuxième ton pulmonaire. au bruit de galop et aux accès de suffocation que nous voyons se produire. Du reste, ne savons-nous pas que, sans flatulence, ni distension, l'estomac peut produire ces accidents, qu'ils persistent à jeun et que des crises dyspnéiques très intenses peuvent succéder à l'ingestion presque immédiate de parcelles alimentaires insignifiantes ?

Puisqu'il n'y a pas action directe de l'estomac, considérons l'hypothèse d'une *parésie primitive du cœur droit.* Il se laisserait distendre par l'abord exagéré du sang vers le foie et de la vers les cavités droites, pendant la digestion Mais cette idée n'implique ni la production des phénomènes sous des causes parfois tres légeres, ni leur persistance a jeun, ni la predominance des bruits du cœur droit, ni l'excès de tension dans l'artère pulmonaire.

3° L'opinion qui invoquerait l'influence *d'une altération du sang* exclurait les faits de dilatation dépendant d'un trouble de l'estomac et ne se rapporterait qu'à ceux où le foie est en cause. Cette altération du sang se produirait par la présence dans le sang de la bile, des sels biliaires, de matieres extractives, de produits acides et par l'action de ces substances sur le muscle cardiaque, sur le bulbe ou sur les parois des vaisseaux. Schiff et Eckart pour la bile, Ritter et Feltz pour les sels biliaires, Murchison pour les matières extractives, ont successivement essayé d'expliquer ainsi les modifications de circulation, de respiration, de calorification qui se manifestent dans le cours de certaines affections hépatiques et qui ont quelques rapports avec l'urémie Nous ne pouvons nous expliquer les phénomenes que nous étudions de cette maniere, surtout a cause de la localisation des accidents aux cavités droites seules.

4° Nous ne pouvons admettre, si nous interrogeons les *relations sympathiques* qui relient l'estomac au cœur, qu'il se produise la un de ces phénomènes ayant quelque analogie avec la sensibilité récurrente, et dont les voies de transmission ne sont pas les centres nerveux, mais de simples anastomoses.

Nous ne pouvons supposer qu'il se produise non plus

une action réflexe directe, c'est-à-dire transmise de l'estomac au cœur par l'intermédiaire du bulbe; car, au lieu d'avoir une accentuation des bruits du cœur droit, signe d'une lutte contre un obstacle pulmonaire, on aurait une faiblesse diastolique plus grande qu'a l'état normal et portant également a droite et a gauche.

5° M Potain s'est rallié à une *théorie névro-vasculaire* qui admet une action réflexe indirecte, s'adressant au poumon avant d'aboutir au cœur.

Tenant compte de ceci « que l'accentuation du second bruit au niveau de l'artere pulmonaire indique un excès de pression, et qu'elle se produit des le debut des accidents, que la dilatation porte uniquement sur le ventricule droit, que les phénomenes d'oppression sont constants; il pense qu'une résistance exagérée du côté des capillaires du poumon peut seule être le cause de l'augmentation de tension dans la petite circulation. Il a été conduit ainsi à admettre que l'influence gastrique agissait tout d'abord et directement sur le poumon, qu'elle y excitait la contractilité des capillaires, et que c'était d'une façon secondaire seulement que le ventricule, ayant à lutter contre un obstacle inaccoutume, se laissait distendre et dilater, exactement comme on le voit d'ailleurs dans la sclérose et l'emphyseme du poumon » Le poumon et l'estomac s'associeraient donc dans une même action morbide sur le cœur.

Passant de l'hypothèse clinique a l'hypothèse physiologique, M. Potain a admis que cette constriction des capillaires du poumon était d'ordre réflexe, et que le pneumogastrique était le fil conducteur de l'action synergique : il ne refuse pas cependant tout rôle et toute intervention au grand sympathique. La théorie ne peut en effet dissocier deux nerfs que la nature a si intimement confondus : dans le cœur, dans le poumon, dans le foie, dans l'estomac, leur distribution est commune, et ils s'entremêlent dans la constitution des plexus nerveux de ces organes. Si, anatomiquement et physiologiquement, ces nerfs sont solidaires et unis dans un même but pour la régularité et l'harmonie des fonctions, on peut les rendre distincts et expérimentalement séparer et analyser leur action réciproque.

Sur quelles expériences physiologiques et sur quels faits cliniques peut-on appuyer l'hypothese d'une constriction réflexe des capillaires du poumon ? C'est, en somme, se poser cette question, si pleine d'obscurité et de contradictions, des rapports de la circulation pulmonaire avec le système nerveux et en aborder un des côtés les plus périlleux.

Faits physiologiques. — Moelle. Les centres nerveux exercent une action directe sur la circulation pulmonaire. Des expériences bien connues prouvent, en effet, que la pression, plus grande dans la carotide que dans l'artère pulmonaire avant la section de la moelle, s'égalise dans ces deux vaisseaux après la section, et conserve cette même équivalence par l'excitation du segment inférieur.

On sait, en effet, qu'à l'état normal la pression dans le cœur droit et l'artère pulmonaire est bien inférieure à celle du cœur gauche et de l'aorte C'est la ce qui avait fait prétendre que le système vasculaire du poumon manquait de tonus, et qu'incapable d'une action propre il subissait passivement les modifications de pression sanguine que la grande circulation avait seule les moyens d'exercer.

Plusieurs faits combattent cette opinion : 1° les vaisseaux pulmonaires ont des tuniques musculaires et des cellules nerveuses (Stirling) qui s'y terminent; 2° ces vaisseaux ont, comme les autres, leurs vaso-moteurs aboutissant à la moelle allongée, dont l'excitation détermine un accroissement manifeste de la tension dans les vaisseaux du poumon (Brown-Sequard), 3° la pression ne peut être augmentée que faiblement dans l'artère pulmonaire par une action indirecte, constrictive sur les vaisseaux de la grande circulation (exp. gr. splanchnique).

Nerf pneumogastrique — Cette action de la moelle, et en particulier de la moelle allongée sur le tonus de la petite circulation, semble s'exercer par l'intermédiaire du nerf vague.

Pour Claude Bernard, le pneumogastrique contient des nerfs vaso-constricteurs; pour Brown-Sequard, la section et la galvanisation des nerfs vagues démontrent qu'ils sont des nerfs vaso-moteurs du poumon. MM. Schiff et Genzmer se rattachent à cette opinion M Wasylewski, contrairement aux opinions de Czermak et Quincke, considère l'augmentation de la pression sanguine dans le poumon et le ralentissement du pouls comme dus à l'excitation du nerf vague.

M. Franck, dans plusieurs communications, a reconnu :

1° Que pendant l'excitation du pneumogastrique, le cœur restait gorgé de sang par prolongation des périodes diastoliques et qu'il se produisait, outre un ralentissement du cœur, une augmentation brusque de la pression intra-thoracique,

2° Que par l'excitation du bout central du nerf vague sectionné au cou, ou du laryngé supérieur, on observait un ralentissement du pouls et une élévation de la pression sanguined ans le poumon d'ordre réflexe vasculoconstrictive; que, par la section des deux nerfs, le ralentissement disparaissait et l'action constrictive était vue isolée.

Cependant M. Vulpian croit que le pneumogastrique entre pour peu de chose dans l'action vaso-motrice pulmonaire. MM. Dastre et Morat partagent cette opinion et sont partisans d'une prédominance manifeste du grand sympathique dans ces phénomènes vaso-moteurs.

Malgré tout, il semble probable que le pneumo-gastrique retentit sur la pression sanguine intra-thoracique. Est-ce comme nerf vaso-constricteur? Est-ce comme modificateur des mouvements respiratoires et agent de contractilité des dernieres ramifications bronchiques? A ce titre, il peut favoriser ou mettre obstacle à la répartition normale du sang dans les alvéoles du poumon, et MM. Funcke, Latschenberger sont favorables a cette derniere interprétation.

Faits cliniques. — Le système nerveux semble jouer un rôle actif dans les phénomènes pathologiques que présente le poumon

MM. Charcot et Vulpian ont pu determiner par section des recurrents, des pneumonies catarrhales qui conservent ce caractere, bien avant d'être interstitielles.

M. Fernet n'a-t-il pas admis une pneumonie par névrite du pneumogastrique, qu'il a considéré comme étant un herpès du poumon?

A chaque instant ne rencontre-t-on pas des dyspnées, des acces de suffocation, des crises convulsives bronchitiques, de la toux, qu'on ne peut attribuer qu'a une influence pathologique exercee sur le pneumogastrique, et qui s'accompagnent de phénomènes circulatoires divers?

La fréquence des pneumonies lobulaires, suites d'hémorrhagies cérébrales, est un fait commun, et aujourd'hui on sait que les blessures de l'une des deux moitiés de la protubérance agissent d'une façon plus prononcée sur le poumon du côté opposé à la lesion Nous pourrions multiplier des exemples de ce genre, mais ils ne contribueraient pas davantage à éclairer une question en face de laquelle on est condamné à l'indécision.

MM. Marey et Franck, que nous remercions de leur bienveillant accueil, croient qu'on pourrait être renseigné sur la réalité d'une constriction des capillaires du poumon. La thermométrie intra-buccale indiquerait si l'air expiré est plus froid durant les crises dyspnéiques qu'à l'état normal. La mesure des diverses quantités d'air inspiré et d'air expiré pourrait aussi être utile, faite dans diverses conditions.

Nous n'avons pu faire ou assister à des expériences ayant ce but.

En somme, la théorie proposée par M. Potain rend compte de tous les symptômes que nous ont présentés les malades. Quoiqu'elle ne repose pas sur des expériences bien solides, elle semble seule capable d'entraîner l'opinion Excité dans ses filets sensibles terminaux de l'estomac, le nerf vagne conduit donc l'impression au bulbe et la réflechit vers ses terminaisons pulmonaires Celles-ci réagissent sur les capillaires des dernières ramifications bronchiques et produisent un resserrement des vaisseaux qui crée un obstacle à la circulation Aussi, de proche en proche, la tension augmente dans l'artère pulmonaire, gagne les cavités droites et y détermine une distension et une dilatation progressive.

Les symptômes que nous avons décrits trouvent ainsi

leur explication logique, et l'éclat du bruit diastolique perçu dans le champ d'auscultation de l'artère pulmonaire, la prédominance des bruits du cœur droit sur ceux du cœur gauche, l'oppression, s'enchaînent dans une même influence sympathique

Quant aux crachats hémoptoiques que la malade du n° 4 présentait à la fin de ses accès dyspnéiques, ils peuvent être une conséquence d'un excès dans la résistance des capillaires du poumon (Cl. Bernard, Brown-Sequard), hypothèse que pourrait justifier ces troubles généralisés de l'hématose, caractérisés par des phénomènes d'algidité et de dyspnée asphyxique. C'est dans ces cas que le grand sympathique semble le plus mêler son influence a celle du nerf vague Handfield et Farquharson croient, du reste, que l épuisement des pneumogastriques peut amener, par crise, des manifestations respiratoires et circulatoires qui, du côté de la périphérie, s'accompagnent de sueurs, de refroidissement et de pâleur. C'est que le champ est alors laissé libre au grand sympathique et que le nerf de Cyon, considéré par M Vulpian comme le régulateur de la tension intra-cardiaque, participe a l'épuisement du nerf vague.

L'apparition du bruit de galop, déja signalé, nous semble une preuve de plus en faveur d'une modification par contre-coup de la pression sanguine dans le cœur.

Il est tout aussi fréquent dans la dilatation droite d'origine gastrique que dans l'hypertrophie ventriculaire gauche d'origine renale, et ses caractères sont les mêmes On le constate par la palpation et par l'auscultation ; en un mot, c'est un bruit et c'est un choc Le bruit est constitué par l'adjonction aux deux bruits normaux du cœur, d'un bruit sourd, surajouté, présystolique; le choc fait partie intégrante du bruit, et il est dû à une ondulation ventriculaire qui produit un soulèvement de la paroi, constaté par la main et enregistré par le cardiographe. Ce bruit n'est pas constant; chez un même malade, il peut apparaître et disparaître dans l'espace de quelques heures, car les efforts, les émotions, les mouvements respiratoires le modifient Toujours il correspond au grand silence, mais il peut être plus ou moins rapproché du bruit systolique ou du bruit diastolique. De plus, il diffère du dédoublement du premier bruit, qui, d'origine valvulaire. est une conséquence du claquement successif des valvules homologues des deux cœurs, résultat probable d'un défaut d'équilibre entre la tension de la grande et celle de la petite circulation.

M. Potain, qui n'a cessé de poursuivre l'étude de ce bruit, a changé l'interprétation qu'en a présentée M. Exchaquet. Maintenant il croit qu'il n'est pas l'apanage exclusif de l'hypertrophie du ventricule gauche d'origine rénale, et qu'on peut le rencontrer en dehors de la néphrite interstitielle et de toute albuminurie. Dans la dilatation droite d'origine gastrique, il apparaît en effet et il se distingue alors de celui qui accompagne la sclérose rénale par son siége près du sternum et vers l'épigastre, par sa coïncidence avec un pouls mou, petit, filiforme et avec une déviation en dehors de la pointe sans abaissement, par l'habitus extérieur du malade. etc.

Aussi depuis la constatation du bruit de galop droit (par opposition au bruit de galop gauche), ce signe doit cesser d'être considéré comme une menace, un indice de l'hypertrophie ventriculaire, d'une néphrite interstitielle ou d'une albuminurie.

Il n'indique pas davantage une hypertrophie auriculaire, comme on l'a cru; car, comme rhythme, il ne correspond pas toujours a la systole de l'oreillette, il peut la précéder ou la suivre, et son existence n'est pas liée à l'oscillation présystolique des jugulaires, caractéristique de cette hypertrophie.

Il semble la consequence d'une tension mal équilibrée et excessive, ayant son origine, soit dans la grande circulation, soit dans la petite circulation.

Il est, en effet, d'autant plus distinct que les bruits sont plus lents et le grand silence plus prolongé, d'autant plus marqué que les causes habituelles d'une rupture et d'une gêne circulatoires, telles qu'émotions, dyspnée, influences périphériques diverses, agissent avec plus de puissance.

Ce n'est donc pas un signe pathognomonique; il ne révèle qu'une tension anormale du côté du poumon, du rein, du foie, etc., et s'il n'indique pas une hypertrophie, il indique une des causes qui peuvent la produire. Aussi, M Potain tend aujourd'hui à considerer le bruit de galop comme la conséquence d'une distension brusque du ventricule (bruit), produite par l'ondée sanguine ventriculaire, pendant la diastole, ondée qui lance le ventricule contre la paroi thoracique (choc).

Si l'on tient compte de la pathogénie de la dilatation droite d'origine gastrique ou hépatique, peut-être doit-on soupçonner le systeme nerveux de ne pas rester étranger a la production du bruit de galop, par les modifications qu'il fait subir a la tension sanguine.

INFLUENCES PATHOGÉNIQUES PRÉDISPOSANTES

Les phénomènes cardio-pulmonaires que nous rattachons à l'existence de perturbations fonctionnelles de l'estomac, ne se produisent pas invariablement chez tous les individus sous la même forme et au même degré : en un mot, la cause existant, il n'y a pas toujours l'effet, et nous l'avons déjà dit précédemment. Le développement des accidents est donc soumis à certaines conditions que nous allons essayer de présenter et qui tiennent à l'état de l'estomac, du système nerveux, du poumon et du cœur.

Etat de l'estomac —Nous n'y insisterons pas ; nous avons vu déjà que ses réactions sur le cœur ne s'accomplissaient pas proportionnellement à la cause et à la lésion qui les faisaient naître, et qu'on devait plutôt considérer le rapport inverse comme la règle habituelle. En ce sens, « il semblerait assez juste de dire que, plus une lésion est superficielle, moins elle altère la constitution et la structure de l'organe, plus elle a de chances de produire des manifestations réflexes, intenses et caractéristiques. N'est-il point vrai qu'un tœnia, qui se fixe à la muqueuse intestinale sans y produire de lésion appréciable, sans même, s'il s'agit des espèces inermes, y enfoncer, comme le solium, des crochets microscopiques, peut déterminer cependant de violentes convulsions, tandis que les lésions les plus aigues de l'intestin et les plus graves affections organiques qui l'atteignent ne produisent presque jamais rien de semblable ? Ne voit-on pas un état gastrique léger provoquer de pénibles vertiges dont les maladies graves de l'estomac ne s'accompagnent guère? » (1)

A nos yeux, il faut donc tenir compte ici d'une inégalité de résistance, d'un défaut d'équilibre dans les fonctions nerveuses et cardio-pulmonaires vis-à-vis des causes qui tendent a les influencer. C'est devant ce « *locus minoris resistentiæ* » que chaque organe en particulier offre aux causes qui contrarient ses fonctions, que l'on voit se bouleverser les lois mécaniques et physiologiques. Il est vrai qu'invoquer ce défaut de résistance, c'est déplacer la difficulté et répondre peut-être a la question par la question elle-même ; mais, en face « des ignorances sans nombre de la physiologie-pathologique, » c'est peut-être dire le dernier mot dans l'état actuel de la science.

Nous allons essayer de trouver les raisons de cette résistance inégale et de cette susceptibilité organique variable à recueillir des impressions et a y répondre, dans les prédispositions spéciales individuelles ou acquises.

Elles peuvent nous expliquer comment « une cause organique agissant chez des sujets différents, fait naître des séries morbides, non point accidentelles et de hasard, mais individuelles et infiniment variees. »

Etat du système nerveux. — Pour que le pneumogastrique recueille sur ses filets terminaux de l'estomac l'impression que, de là, il transporte au bulbe et au poumon par voie réflexe, il faut une excitabilité spéciale du système nerveux Cette excitabilité peut être : 1° con-

---

(1) *Des Synergies morbides.* — Clinique de M. Potain (*Gazette médicale* de Paris, 8 février 1879)

génitale, c'est-à-dire avoir été transmise par des parents atteints à des degrés et à des titres divers d'affections du système nerveux ou névropathiques ; 2° acquise, c'est-à-dire ou préparée par des états généraux, tels que l'anémie, la chlorose, etc , dont l'influence sur les états nervosiques éclate à chaque instant, ou mise en jeu par cette impressionnabilité qu'éveillent ou exagèrent les émotions, les chagrins prolongés, des habitudes vicieuses, des affections diverses.

Certes, tout ceci est complexe, confus, obscur et surtout difficile à établir : on peut le soupçonner plutôt que le constater ou en présenter une classification. Quelle qu'en soit la cause, cette suractivité du système nerveux paraît s'imposer. Ce sont surtout des femmes qui semblent présenter le plus d'aptitudes à l'apparition des troubles cardio-pulmonaires, et on sait combien souvent interviennent chez elles les causes d'excitabilité nerveuse et combien souvent elles sont dyspeptiques.

Parfois, les manifestations gastriques et nerveuses n'atteignent ni le cœur, ni le poumon ; elles se localisent au système nerveux et prennent la forme de vertiges, de céphalalgie migraineuse, d'aura, de vomissements spéciaux, de névralgie intercostale, comme si le poumon restait rebelle à recueillir l'action réflexe.

Etat du poumon. — Pour que les phénomènes d'oppression, de dyspnée ou d'accès asthmatiques se produisent, il semble, en effet, qu'il y ait besoin d'une influence prédisposante dont la recherche, la nature, l'interprétation restent toujours confuses, et dont les malades sont toujours mauvais juges.

Au point de vue héréditaire, l'insuffisance des renseignements se révèle dans presque toutes nos Observations : dans deux ou trois faits cependant, on trouve des affections thoraciques chez les parents. Au point de vue individuel, la même obscurité existe ; toutefois, dans l'obs. IV, le malade était asthmatique depuis son enfance ; dans l'Obs. IX, une fluxion de poitrine est relatée.

Outre cet ordre de prédispositions spéciales de localisation morbide, léguées par les parents ou acquises par les individus, il y a toute une catégorie de prédispositions qui se rapportent à l'hérédité de diathèses ou au développement individuel d'états constitutionnels. Nous voulons parler de ces aptitudes pathologiques qui s'établissent sous l'influence des états hypocondriaques, hystériques, chlorotiques, anémiques, arthritiques, etc., et qui, dans leurs modalités morbides, revêtent fréquemment la forme dyspnéique.

Sous quelle influence et par quel mécanisme se développe cette dyspnée ? Se produit-il, en dehors de toute action mécanique, un trouble vasculo-nerveux localisé au poumon, ou un état spasmodique des forces respiratoires, comme les émotions semblent le faire parfois.

En somme, peu importe ici : nous constatons la fréquence du fait et sa production possible au milieu d'un travail digestif laborieux. A côté de cette dyspnée, on peut encore citer cette toux gastrique que Budd a décrite, et aussi des accès asthmatiques relevés par tous les auteurs.

Dans le cas d'asthme d'origine gastrique, le pneumogastrique semble le conducteur de l'action réflexe ; son intervention, en effet, nous donne la clef de tous les phénomènes, et elle se fonde sur la physiologie expérimentale. Après la section des deux nerfs, on voit se produire de la congestion pulmonaire, de l'œdème du puomon, de l'expectoration albumineuse et de l'emphysème (Cl. Bernard). Ceci, il est vrai, ne correspond qu'à la période terminale de l'accès d'asthme, à l'asthme humide, en un mot; mais l'asthme sec ou la première période de l'accès trouve aussi son explication dans une constriction des vaisseaux pulmonaires et des muscles bronchiques, produite par l'excitation du pneumogastrique. Tel nous semble le mécanisme de l'accès d'asthme : 1° excitation du pneumogastrique entraînant une constriction des capillaires et des muscles des dernières ramifications bronchiques, d'où dyspnée paroxystique; 2° paralysie du pneumogastrique laissant au grand sympathique toute liberté de manifester son action vaso-dilatatrice (Parrot), d'où hypersécrétion glandulaire. A cette double action correspondent les deux périodes de l'accès d'asthme, mais elles ne se succèdent pas fatalement : chez les vieux asthmatiques, elles sont réunies; chez les asthmatiques jeunes ou d'occasion, elles s'isolent volontiers.

Nous avons insisté un peu sur cette pathogénie de la dyspnée asthmatique, parce qu'elle entre comme incident dans les phénomènes cardio-pulmonaires que nous avons décrits, et qu'elle sert de justification à la théorie que nous avons proposée.

Etat du cœur. — La dyspnée d'origine gastrique, que M. Potain considère comme le résultat d'une action constrictive du pneumogastrique sur les capillaires du poumon, entraîne, ainsi comprise, un excès de tension dans l'artère pulmonaire et une gêne dans la petite circulation; c'est, en somme, un obstacle plus ou moins durable qui, de proche en proche, retentit sur les cavités droites dont il augmente le travail. Le cœur, selon sa force de résistance ou augmentera son travail, ou, cédant sous l'excès de la surcharge sanguine, se laissera distendre et dilater, mais il ne cédera pas sans cause, car sa dilatation est une preuve de faiblesse et de fatigue

Il semble peu vraisemblable que des troubles gastriques et dispnéiques, même longtemps persistants et très intenses contribuent seuls à entraîner cette fatigue : pour produire la dilatation droite, ils doivent surprendre le cœur dans un état d'impressionnabilité particulière, dont peut rendre compte parfois la recherche des prédispositions innées ou acquises.

I. Parmi les causes héréditaires prédisposantes qui peuvent entraver la résistance du cœur, on doit citer chez les ascendants : 1° les affections organiques et parfois les troubles fonctionnels du cœur (hérédité de localisation); 2° toutes les affections constitutionnelles et génerales dont les maladies cardiaques sont une complication possible (hérédité de diathèse).

II. Parmi les causes prédisposantes acquises, il faut distinguer chez le malade 1° les affections cardiaques anciennes ou récentes et les troubles fonctionnels du cœur, qui toujours sont l'indice d'une excitabilité fâcheuse; 2° les états généraux qui modifient les conditions de la circulation ou les conditions de contraction, de nutrition et d'innervation du muscle; 3° les maladies viscérales, qui retentissent sur le cœur, soit qu'elles atteignent le rein, le foie, le cerveau, le poumon.

Selon que la cause prédisposante aura plus ou moins augmenté la faiblesse naturelle du cœur droit, il se laissera dilater sous l'influence du trouble gastrique plus ou moins intense : cette inégalité dans la fatigue du cœur et dans son défaut de résistance nous donne donc l'explication de l'inégalité dans le rapport entre les troubles gastriques et la dilatation.

Cette fatigue du cœur peut se manifester selon des modalités diverses : la dilatation droite d'origine gastrique n'en est qu'un mode restreint qui suppose une action reflexe s'adressant au poumon et réagissant sur le cœur par l'intermédiaire des modifications de la circulation pulmonaire (troubles réflexes par sympathie mixte). Dans un autre mode, l'action réflexe agit directement sur le cœur, sans autre intervention que celle du système nerveux (troubles réflexes par sympathie pure), le poumon opposant sans doute à son passage son intégrité physiologique. C'est ainsi que peuvent se produire des palpitations, le ralentissement, les intermittences, des phénomènes d'angine de poitrine et de syncope. Le pneumogastrique demeure toujours le conducteur de ces phénomènes, dans ses rameaux gastriques et cardiaques.

Sans entrer ici dans des détails, nous croyons que, dans la production de ces troubles fonctionnels du cœur, il y a à considérer les caractères de l'impression gastrique, l'état d'excitabilité du système nerveux mise en jeu, l'état du cœur lui-même : selon les relations réciproques et les influences synergiques de ces trois éléments, on aura des palpitations, du ralentissement ou des intermittences du cœur, s'il y a vers les nerfs vagues une excitation ou une paralysie, variables dans leur intensité et leur persistance.

Quant à l'*angine de poitrine*, les dyspeptiques peuvent parfois reproduire, mais d'une façon inoffensive, quelques-unes de ses manifestations. M. Peter, cherchant à s'expliquer ces phénomènes, a invoqué une névralgie du pneumogastrique par opposition à la névrite du nerf vague, qu'il suppose être la cause de l'angine de poitrine vraie. M. Potain admet dans la fausse angine de poitrine : 1° un trouble dans l'innervation des ganglions intra-cardiaques ou des nerfs de la paroi ; 2° un trouble de la circulation cardiaque.

Si l'on tient compte, en effet, de l'action vaso-motrice et constrictive du nerf vague sur les artères coronaires (Brown-Sequard), on peut supposer que son excitation produise ce que l'athérome, la ligature, l'ossification ou l'obstruction des deux artères coronaires produisent dans la véritable attaque d'angine de poitrine et dans l'arrêt du cœur.

Cette ischémie d'origine nerveuse des artères du cœur nous explique de même l'état syncopal que peuvent entraîner d'emblée certaines perturbations gastriques, comme l'ischémie d'origine atheromateuse ou embolique nous explique la syncope qui termine fréquemment l'angine de poitrine vraie. Ces phénomenes peuvent se rapprocher de ce qu'on voit arriver chez les chevaux atteints d'un rétrécissement des artères iliaques, le sùrmènement provoque chez eux une paralysie passagère des membres postérieurs, dont la circulation n'est plus réglée pour le travail à fournir.

Telles sont les diverses modalités pathologiques qui peuvent avoir pour origine l'estomac et dont le pneumogastrique est le conducteur. Tous les organes dont il se partage le territoire s'influencent mutuellement, et il est comme le lien commun qui groupe leurs sympathies morbides. Aussi, la théorie que nous présentons comme l'interprétation des troubles cardio-pulmonaires d'origine gastrique, s'identifie à celle des troubles cardio-pulmonaires d'origine hépatique.

PRONOSTIC

La durée des troubles gastriques sert de base au pronostic, et la dilatation droite s'améliore ou s'aggrave avec elle, en raison de sa subordination.

En général, les phénomènes cardio-pulmonaires sont passagers et transitoires. Mais parfois ils sont à répétition et parfois ils sont prolongés ; ce fait est assez exceptionnel et assez tardif : il suppose, du côté de l'estomac, la persistance des accidents ; du côté du cœur, un défaut de résistance extrême préparé de longue date. Cette dilatation à rechute ou prolongée constitue le danger; car, si elle n'en est déjà la conséquence, elle favorise l'apparition d'une hypertrophie de la paroi dont l'existence reste une menace permanente.

Ce rapport qui se révèle entre la durée de la cause et la durée de l'effet, n'existe plus lorsqu'on compare l'intensité de l'une à l'intensité de l'autre; des troubles gastriques peu accentués peuvent, en effet, surprendre le cœur au milieu d'une fâcheuse prédisposition à se distendre et provoquer des phénomènes cardio-pulmonaires éclatants ; aussi, M. Potain, ayant en vue toutes les causes de surmènement attachées à la vie militaire, pense que mieux vaut, dans l'armée, une lésion valvulaire dont le cœur fait parfois peu de bruit, qu'une dilatation droite qui si facilement peut aboutir à l'asystolie.

Mais, en somme, l'affection est bénigne; le plus souvent, elle disparaît avec l'état gastrique et le ventricule revient entièrement sur lui-même; elle semble plutôt faire partie des manifestations prodromiques que des symptômes des maladies cardiaques constituées, et les troubles gastriques préparent, plus qu'ils ne produisent, les affections asystoliques des cavités droites.

Le tableau est donc moins sombre et moins alarmant que pour l'hypertrophie du ventricule gauche dans la néphrite interstitielle, où les accidents peuvent bien aussi s'atténuer et disparaître, mais où l'altération anatomique reste subsistante et suit fatalement son cours.

TRAITEMENT

S'adressant à l'estomac, on s'adresse aussi au cœur et, supprimant les perturbations gastriques, on supprime du même coup les accidents cardiaques.

Pour atteindre ce but, il faut mettre au repos les fonctions digestives dont l'hygiène est défectueuse. Le régime lacté remplit l'indication, mais son emploi n'est utile qu'autant qu'il est exclusif, et on doit repousser un régime mixte dont l'Observation VIII nous présente tous les inconvénients.

Il semble, en effet, se passer ici ce que présentent communément les états dyspeptiques qui tiennent à l'abus du tabac ou des liqueurs alcooliques. Si, au lieu de supprimer l'excitant, on veut en restreindre l'abus, on ne fait que temporiser et faire des concessions à des habitudes vicieuses qui ne vous en font aucune. Comme le dit M. Potain, de même que la moindre goutte fait déborder le vase dans l'alcoolisme, la moindre parcelle alimentaire suffit souvent à entraîner, dans ces circonstances, les accidents les plus intenses (Obs. VIII et XII.)

Le régime lacté exclusif est donc le seul moyen curatif;

il repose les fonctions gastriques, et son usage doit être prolongé autant que durent les accidents.

Quant a l'emploi de la digitale, on doit le redouter : elle exaspère les troubles de l'estomac; augmentant la tonicité des capillaires, elle éleve la tension sanguine. Elle actionne donc, au lieu de calmer, les causes de la dilatation,

Une fois que les fonctions gastriques et cardio-pulmonaires auront repris leur équilibre, on pourra essayer d'apaiser l'excitabilité du système nerveux par des toniques et l'hydrothérapie.

CONCLUSIONS

1° La dilatation des cavités droites peut se produire sous l'influence de troubles gastriques simples : tels que dyspepsies, embarras gastriques ;

2° Elle peut être consécutive à des états dyspeptiques d'origine rénaux, pulmonaires, cardiaques ;

3° Elle semble se développer par l'intermédiaire surtout du nerf pneumogastrique, qui, transmettant par voie réflexe aux poumons l'excitation recueillie sur ses filets sensibles terminaux, détermine un obstacle à la circulation dans l'artère pulmonaire, et par suite une distension des cavités droites du cœur, variable dans son intensité ;

4° Généralement le pronostic est bénin et les accidents peu durables ;

5° Le régime lacté exclusif est le seul moyen curatif.

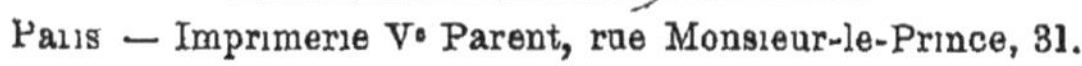

Paris — Imprimerie Ve Parent, rue Monsieur-le-Prince, 31.

A LA MÊME LIBRAIRIE

MÉCANISME DE L'ACCOUCHEMENT NORMAL ET PATHOLOGIQUE et recherches sur l'insertion vicieuse du placenta, les déchirures du périnée, etc., par J. MATHEWS DUNCAN, président de la Société obstétricale d'Edimbourg, traduit par le Dr BUDIN, chef de clinique d'accouchement à la Faculté de Paris, avec une préface de M. S. TARNIER, chirurgien en chef de la Maternité. Traduction revue par l'auteur. 1 vol. in-8 de 520 pages avec figures intercalées dans le texte. Prix broché 12 fr.; cartonné 13 fr.

COURS D'EMBRYOGENIE DU COLLÈGE DE FRANCE, par le professeur BALBIANI. 1 vol. grand in-8 avec 200 figures et 6 planches en chromolithographie 15 fr.

MANUEL DE THERAPEUTIQUE par le Dr PAULIER. 1 vol. in-18 de 1042 pages. Prix 10 fr.

MANUEL D'HYGIENE, par le Dr PAULIER. 1 vol. in-18 de 7[illegible] pages 8 fr.

MANUEL D'OPHTHALMOSCOPIE par le Dr LANDOLT. 1 vol. in-18 cartonné avec figures 3 fr. 50

TRAITÉ DES MALADIES DES YEUX, par le Dr Ch. ABADIE, 2 vol. in-8 de 500 pages avec 134 figures 20 fr.

THERAPEUTIQUE OCULAIRE, par le Dr de WECKER. Leçons recueillies par le Dr MASSELON. 1 vol. in-8 de 800 pages avec figures 13 f[r.]

CHIRURGIE OCULAIRE, par le Dr de WECKER. Leçons recueillies par le Dr MASSELON. 1 vol. in-8 de 420 pages avec 82 figures dans le texte. 8 fr.

ÉCHELLE METRIQUE POUR MESURER L'ACUITE VISUELLE par le Dr de WECKER. 1 vol. grand in-8 et atlas séparé contenant les planches murales. Le tout cartonné 7 fr. 50

TRAITE D'OPTIQUE considérée dans ses rapports avec l'examen de l'œil, par le Dr G. SOUS, médecin oculiste des Bureaux de la Charité de Bordeaux. 1 vol. in-8 de 361 pages avec figures 8 fr.

MANUEL D'HISTOIRE NATURELLE MEDICALE par le Dr J.-L. de LANESSAN. 2 vol. in-12 de 750 pages chacun, contenant 1100 figures dans le texte 14 fr.

HISTOIRE DES DROGUES SIMPLES D'ORIGINE VÉGÉTALE par MM. FLUCKIGER et HANBURY, traduit de l'anglais et augmenté de très nombreuses notes par le Dr J.-L. de LANESSAN, professeur agrégé à la Faculté de médecine de Paris. 2 vol. in-8 de 700 pages avec 350 figures dans le texte 25 fr.

CLINIQUE MEDICALE DE LA CHARITÉ, par le professeur VULPIAN. **CONSIDÉRATIONS CLINIQUES ET OBSERVATIONS** par le Dr RAYMOND, médecin des hôpitaux. 1 fort volume de in-8 9[illegible]0 pages 14 fr.

LEÇONS DE CLINIQUE THÉRAPEUTIQUE, par le Dr DUJARDIN-BEAUMETZ, médecin de l'hôpital Saint-Antoine. 1er fascicule : Traitement des maladies du cœur et de l'aorte. 1 vol. grand in-8 de 250 pages 5 fr.

2e fascicule : Traitement des maladies de l'estomac. 1 vol. grand in-8 de 300 pages avec planche en chromolithographie 7 fr.

MALADIES DU SYSTEME NERVEUX par le professeur VULPIAN. 1 vol. grand in-8 de 500 pages 16 fr.

LA SANTE DE L'ENFANT, par le Dr GODINSKI. 1 joli vol. in-12 de 240 pages. — Prix 2 fr. 50

DES VERS CHEZ LES ENFANTS ET DES MALADIES VERMINEUSES, par le Dr GOUBERT. Ouvrage couronné (médaille d'or) par la Société protectrice de l'enfance. Un joli vol. in-18 raisin diamant de 180 pages avec 60 figures dans le texte [illegible] fr.

Paris. — A. Parent, imp. de la Faculté de Médecine, r. M.-le-Prince, 29-31

www.ingramcontent.com/pod-product-compliance
Ingram Content Group UK Ltd.
Pitfield, Milton Keynes, MK11 3LW, UK
UKHW012242240726
13966UKWH00003B/1229

9 782011 911629